ひざ痛 変形性膝関節症

靴を変えればもう痛くない！

内田俊彦
整形外科・足の専門医

河出書房新社

はじめに

慢性的な「ひざの痛み」は“合っている”つもりの靴が原因！

高齢社会を反映しているのでしょうか、慢性《まんせい》的なひざの痛みを抱え、困っている人は増え続けています。

じつは、**慢性的なひざの痛みの多くは、合っていない靴が関係している**のです。

高齢の人は、締め付けない、大きめ（太め）のゆるい、ラクな靴がよいと、3Eから4E、さらに太めの大きい靴を好んで履《は》きますが、その大きめの靴がひざ痛の原因になっていて、かえってひざ痛を悪化させているのです。

ただし、大きめ、太めのラクな靴を履いているのは、高齢者に限った話だけでなく、子どもから若い人、あらゆる世代に共通する日本人の全般的傾向です。

子どもの頃からのその習慣が、何年、何十年と続いていくうちに、やがて、ひざの痛みが引き起こされることになります。

若いときは、デザインが気に入れば、サイズは少々合わなくてもさほど気にならないかもしれません。しかし、その負荷《ふか》の積み重ねがのちのちへと引き継がれ、ひざの痛みを引き起こします。

足は体の土台です。足に問題があると、その影響はひざ、脚はもちろん、全身に及びます。その問題を引き起こすのが、足に合わない靴なのです。合わない靴は外反母趾《がいはんぼし》や陥《かん》入爪《にゅうそう》などの足のトラブルを招きますが、ひざ痛の原因にもなっているのです。

だからこそ、今すぐ自分の足と靴を見直して、足に合った靴に変えるべきです。**ひざ痛をはじめ、外反母趾や陥入爪などの足に起こるトラブルは、自分の足に合った靴に変えるだけで、その多くを改善できます。**

すでにひざに痛みが出ている中高年の人はもちろん、ひざ痛予備軍ともいえる若い人たちにも、長年、靴とひざの痛みの関係を専門的に追究した者として、そのことを伝えなければなりません。

その思いから、このたび、本書を執筆しました。

内田俊彦

ひざ痛　変形性膝関節症　靴を変えればもう痛くない！　もくじ

プロローグ

正しい基準で靴を選んでいますか？

第１章

ひざを悪くするのは「太すぎる靴」です

第2章

足に合わない靴は全身を歪めてしまう

外反母趾、O脚、悪い噛み合わせ…

第３章

本当のピッタリ靴で「痛まないひざ」にする

歩行を正し、ひざを元気にする

第4章

知らなかった足と靴の意外な真実

カラダに負担をかけない靴とは

第５章

自分の足に合う靴の上手な選び方

第6章

専門医が教える靴の正しい履き方

歩き心地バツグン！

カバーデザイン◉スタジオ・ファム
カバー写真◉123RF
本文イラスト◉中村知史
協力◉東 茂由

プロローグ

正しい基準で靴を選んでいますか？

靴はフットギアか、フットウェアか

あなたは、毎日履《は》く靴を、フットギア（機能的なもの）としてとらえているでしょうか。それとも、フットウェア（装飾的なもの）としてとらえているでしょうか。

多くの人が、「靴はフットギアだけど、同時にフットウェアの面も大事」と、とらえているのではないでしょうか。

つまり、歩くための履き物としての機能も大事であるが、ファッションアイテムのひとつとして見た目も重要であると。とくに女性は、ファッション性を重視します。

中には、ギアとしての構造、機能はどうでもよく、見た目さえよければよい——といいきる人もいるのではないでしょうか？

おしゃれは足もとからといいますし、どんなに素敵な服であっても、靴とのコーディネートがマッチしていないとファッションは極まりません。

見た目重視はわかりますが、しかし、歩くためのギアとしての靴をもう少し意識し、重視することが必要ではないでしょうか。

歩くための、ギアとしての靴は、**何より足にピッタリ合うことが大事**です。

なぜ、ピッタリ合わないといけないのでしょうか。

それは、足に合わない靴を履き続けるうちに、やがて、足やひざに影響が出てくるからです。外反母趾《がいはんぼし》やハンマートゥ（槌指《つちゆび》）、浮き指、陥入爪《かんにゅうそう》などの足のトラブルや、ひざの痛みはどれも、足に合わない靴を履き続けたことが原因で発生します（本書では、かかとから先の部分を「足、足部」、骨盤から足首までを「脚」と、それぞれ表記しています）。

以上のトラブルのうち、足のトラブルは一般に比較的短い年数で発症します。それに対して、ひざの痛みは普通、もっと年数を要し、十数年から数十年かけて起こります。

この本のテーマにしている「ひざの痛み」は女性に多く、早い人で40代からみられますが、多くは60代から上です。

これは、40代、50代あるいは60代になって、急に起きているわけではありません。**足に合わない靴を若いときから何十年と履き続け、徐々に徐々にその悪影響がひざに及んできた結果、ついに痛みを発症する**のです。

足に合わない靴とは「太めのゆったりした靴」です

足に合わない靴というと、窮屈な靴をおしゃれのために履いている——と思われるかもしれませんが、じつは違います。

もちろん、きつい靴を我慢して履いている人もいるでしょう。しかし、それよりも問題になるのは、自分の足のサイズよりも足囲《そくい》・足幅《そくふく》が大きい、太いサイズの靴を履いている場合です。

この「足囲」とは足の親指と小指の付け根をぐるりと回した周囲の寸法のことで、「足幅」は足の横幅の寸法のことをいいます。本書では足囲と足幅の両方を含めて「太さ」という用語に統一しています。たとえば、「太い靴」というときは、足囲・足幅が大きい靴であると考えてください。これについては、第4章（94ページ参照）で詳しく説明します。

いつ頃から、一般的傾向として、太めのゆったりした靴が一般的になったのでしょうか。ここ30～40年のことでしょうか。

かつては、男女ともに外出用の靴としては革靴が一般的でした。当時は、今の革靴に比べてつくりも革も硬かったものです。硬い靴は、足に合わないと、硬い分だけ苦痛は増します。革は履き続けることで伸びてくるので、きつめでもやがてちょうどよくなるといわれました。

しかし、ちょうどよくなるとは限らず、痛いのを我慢しながら履き続けることがめずらしくなかったようです。

その後、太めのゆったりした靴が好まれるようになったのは、過去の体験の反動でしょうか。

太い靴は、足を入れたときはラクです。太ければ締め付けられないので、圧迫感もなく、履きやすい。そういう意味では確かにラクなのでしょう。

けれど、歩くときは、どうなのでしょうか。

太い靴は、甲《こう》もかかともホールド（固定）しません。そのため、足の使い方がおかしくなり、それにつれて脚の使い方、動き方もバランスが崩れます。

その影響は足からひざ、脚全体に及びます。そして、外反母趾などの足のトラブルやひざの痛みが起こることになります。

ひざが痛いのは、靴が合っていないから！

私が整形外科的な痛みや故障にたいして、靴からアプローチすることを始めてから、およそ30年になります。

最初は、足底挿板《そくていそうばん》（靴の中敷《なかじ》き・インソール）をつくることを始めました。患者さんが履いている靴を見て、足を診て、歩き方を診て、足に合う靴を選び、足とその靴に合わせて補正用の足底挿板をつくります。患者さんは、その靴に履き替えるだけで、外反母趾やひざの痛みが緩和したり解消したりしました。

なぜ、ひざの痛みが改善するかというと、足の使い方（動き方）が変わり、それにつれて、ひざや脚全体の動き方も変わるからです。

つまり、歩き方が変わるのです。それは足に合う新しい靴に取り替えた場合も同じで、それだけで歩き方も変わります。

この30年の経験でわかったことは、足に合った靴を履くことで、ひざの痛みは改善できるということです。外反母趾やハンマートゥ（槌指）などの足のトラブルも同様です。

もちろん、ひざや脚の変形が進んだり、外反母趾の曲がりがひどくなったりした場合は、靴と足に合わせたインソールを作製する必要があります。しかも、定期的にフィット具合をチェックしなければなりません。

しかし、そういう人は一部で、大半の人が靴で対応できます。

ひざの痛みや外反母趾が発症してからでも、足に合う靴を履くことによって改善しますが、のぞましいのは予防することです。

大事なのは、「発症してからの治療よりも予防」ではありませんか。

洋服はサイズが合わなくても、体に痛みを引き起こすことはありません。しかし、靴は違います。

ファッション感度が高い、おしゃれさんも、そのことを意識してほしいと思います。

第1章

ジャストフィットの靴を履いてる？

ひざを悪くするのは「太すぎる靴」です

ひざ痛に悩む人が、年々増えている

床から立ち上がるときや階段を上がるときはもちろん、歩くときにも、ひざに痛みを感じる人は、中年以降の方にたくさんいます。

いったい、どれぐらいの数の人が慢性的《まんせい》にひざに痛みを抱えているのでしょうか。

ひざの痛みを引き起こす代表的な病気に、変形性膝関節症《へんけいせいひざかんせつしょう》があります。

国内の変形性膝関節症患者数は、**痛みを訴える人だけで約1000万人**いるとみられています。日本関節病学会によると、X《エックス》線撮影で診断される**潜在《せんざい》的な患者で約3000万人**と推定されています。

年齢では40歳以上に多く、高齢になるほど罹患《りかん》率は高くなります。男女別では女性に多く、日本整形外科学会によると、男性1に対して女性4の割合です。

ひざの痛みを訴えて私のところを訪れる患者さんは、9割が女性で、その多くは60歳以降、若い人で40代です。

高齢化に伴い、変形性膝関節症の人を含め、ひざに慢性的に痛みを抱えている人は年々増えてきています。

合わない靴を履き続けると、ひざが悲鳴をあげる

変形性膝関節症の原因は、関節軟骨《なんこつ》の老化によることが多く、加齢、労働やスポーツなどによる過度の関節運動、肥満、生まれつきの性質も関与しています。それらの要因が複合的に影響し、ひざの軟骨に過度の負担がかかり、軟骨に異常をもたらし、痛みを発生することになります。

以上は整形外科の一般的な見方ですが、要因としてひとつ、すっぽり抜け落ちているものがあります。

それが、本書でテーマにしている〝足に合わない靴〟です。

あなたは、足にジャストフィットの靴を履いているでしょうか。

〝ジャスト〟という形容が付くと、「ジャストとは、いかないかな」と、自信がない人が多いかもしれません。

ジャストフィットとはいかないけれど、まあまあフィットしているという場合、どうでしょうか。「少しゆるめだけど、歩くのにとくに支障はないからいいか。この程度は我慢しなくちゃ」と思っているとしたら、将来、危ないかもしれませんね。

我慢できるし、我慢するべき範囲と思う程度でも、**足に合わない靴を履き続けることが、のちのち、ひざの痛みを引き起こすことになる**のです。

そういう靴を何年も、さらに何十年も履き続けたのち、ひざの痛みがあらわれることになります。

ところが現実はほとんどの人が、靴が原因でひざの痛みが起きていることを認識していません。というよりも、ひざの痛みと靴を結び付けて考えることがないのです。その理由のひとつとして、ひざ痛がはじまるまでに長い時間がかかるためと考えられます。

ファッションのカジュアル化で「太めの靴」が主流に

足に合わない靴と一口にいっても、どのように合わないかはいろいろです。

小さくて、きつすぎる靴もあれば、大きくてゆるすぎる靴もあります。長さが合わないこともあるでしょう。全体的に合っていない場合もあれば、特定の部分だけ合わない場合もあります。

また、それぞれの程度の違いもあります。

どういう場合でも、足や脚、腰などに影響が及びます。

いろいろなケースがありますが、**いちばんの問題は靴が太すぎること**です。

かつて、今よりももっと革靴を履くのが一般的だった時代は、細いきつめの靴を購入し、履き慣らすことがありました。

けれども現在では、状況が変わっています。

ビジネスシーンでのファッションのカジュアル化が進み、ファッションのアイテムのひとつである靴もカジュアル化してきました。

そういう流れの中で、靴は全般的に、かつてほど硬いつくりではなくなりました。革靴であっても、底は革底ではなく合成底が多くなってきました。また、革自体、柔らかく加工しています。

アッパー部分（靴の底を除いた部分）が革のスニーカーもあります。男性の場合、業種や会社によっては、職場でもジャケパン（ジャケット・パンツ）に、靴はスニーカーというスタイルも許容されるところも出てきました。

女性はビジネスの場では現在もパンプスが一般的ですが、それでも男性同様にカジュアル化が進んできました。職場によっては、スニーカー（ウォーキングシューズやランニングシューズなどのスポーツシューズやカジュアルシューズも含みます）も認められているところもあります。

スポーツシューズの多くは、アッパーの部分にウレタンやナイロン樹脂など柔軟性のある素材を使っています。

カジュアル化の流れの中で、以前ほどには硬いきつめの靴に苦しめられることはなくなってきました。

一方、その過程で、太めのゆったりした靴を履くのが主流になってきたと考えられます。そこに落とし穴があります。足のトラブルやひざ痛の問題が生まれてきたのです。

靴は「歩き」に、こんなに影響を与える!

なぜ、足に合わない、太めの靴が、ひざの痛みを引き起こすのでしょうか。

それは、バランスの悪い歩き方をもたらすからです。

私たちは、自分の歩き方はふだん生活しているうちに、自然と身に付いていくものだと思っているでしょう。確かに歩き方は遺伝も関係しているし、成長の過程で身に付いていきます。

しかし一方で、靴が歩き方に大きく影響を与えているのです。大げさかもしれませんが、靴に決められているといっても過言ではありません。

靴は、足の動き方（使い方）を決め、脚の動き方（使い方）を決めます。

歩行は、片足を例にとると、床面にかかとが接地してから（かかと接地期）、足全体が床面に着き（立脚期《りっきゃく》）、そして床面から離れます（遊脚期《ゆうきゃく》）。かかと接地期、立脚期、遊脚期をくり返し、前に進んでいくわけです。

かかと接地期から足全体が地面に着く立脚期のはじめにかけては、床からの衝撃をやわらげるために、かかとの骨が内側に傾き、土踏まずを低く（内側縦《うちがわたて》アーチを低く）して柔らかくし、足への衝撃を逃がします。これを足部回内《かいない》といいます。

立脚期中間から遊脚（推進）期にかけては、かかとの骨は、今度は外側に傾き、土踏まずを高く（内側縦アーチを高く）することで足を硬くし、蹴り出す推進力を生み出していきます。これを足部回外《かいがい》といいます。

足は、地面に着いている（接地している）コンマ何秒の間に、このような動き、働きを

歩行時のかかとの動き（左足）

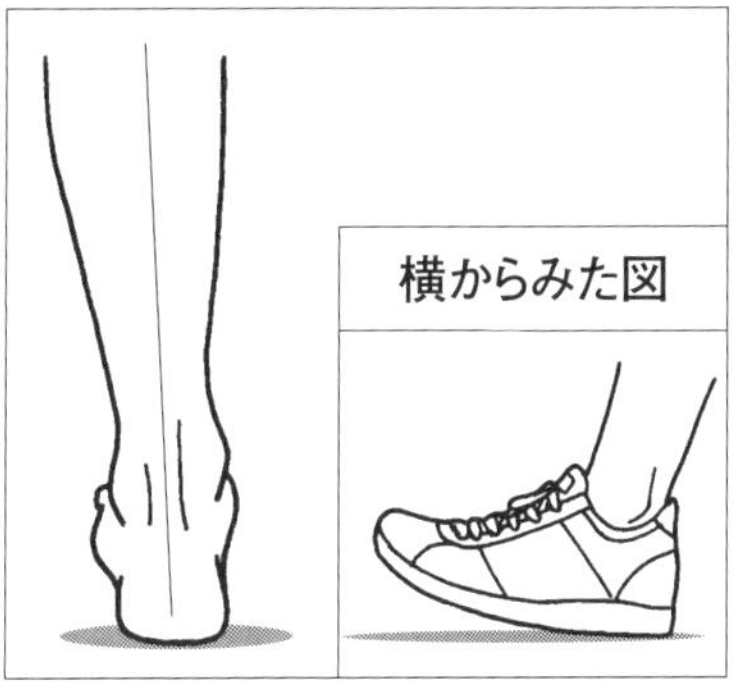

①かかと接地期

かかとの骨は内外反中間位。足関節は背屈位（足先を上に向けた動作）。

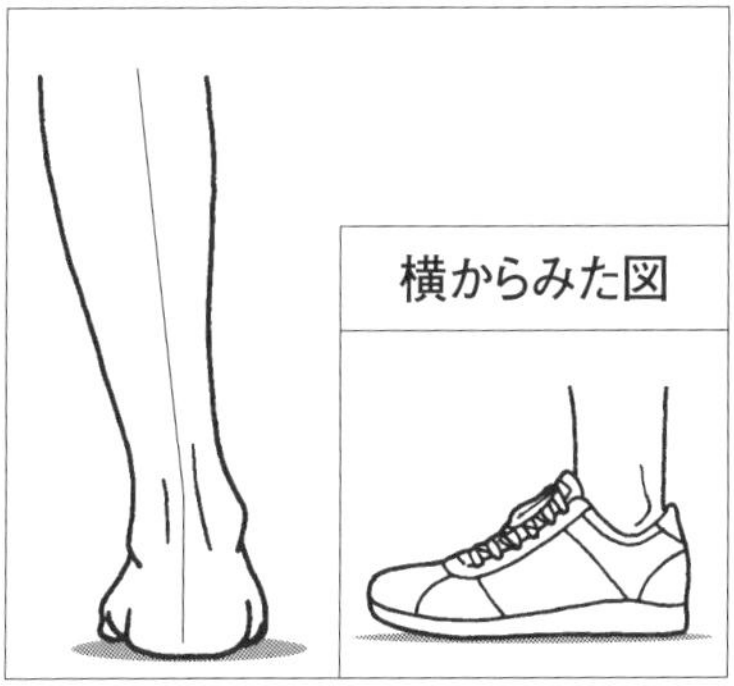

②立脚期

かかとは外反位（距骨下関節は回内方向に動く）になり、かかとは内側に傾くことで、足は柔らかくなる。

足関節は中間位。

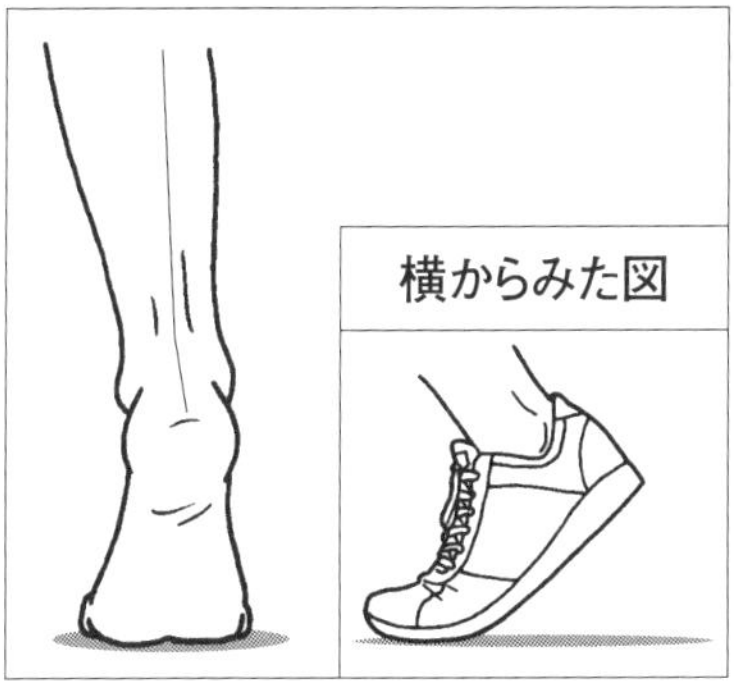

③遊脚期

かかとは内反位（距骨下関節は回外方向に動く）になり、かかとは外側へ傾くことで、足を硬くして体を前方に押し出していく。

足関節は中間位から底屈位（背伸びをするときの足の動作）になって蹴り出していく。

しています。

そのために足部を柔らかくしたり、硬くしたりしますが、そのタイミングにズレが生じた場合に、トラブルが生じるわけです。かかとが内側に倒れすぎるのを過回内、外側に倒れすぎるのを過回外といいます。

足部が外側に倒れる（回外する）と脚は外側にねじれ（外旋《がいせん》）、ひざ関節は体の中心軸に対し内側に向かって曲がり（内反《ないはん》）ます。足部が内側に倒れる（回内する）と脚は内側にねじれ（内旋《ないせん》）、ひざ関節は体の中心軸に対し外側に向かって曲がり（外反《がいはん》）ます。

左右どちらにしろ、傾きが一定範囲なら問題はありませんが、傾きすぎると、足にトラブルを引き起こし、ひざの痛みも発症することになります。

足に合った靴なら、その傾きを抑えてくれますが、足に合わない靴は傾きを助長します。それが歩きのバランスが崩れるということです。

ひざの悪い人はかならず、バランスの悪い歩き方をしています。

なお、足に合わない、太めの靴によって、ひざの痛みが引き起こされるメカニズムにつ

足部の回外・回内で起きる体全体の運動連鎖（右足）

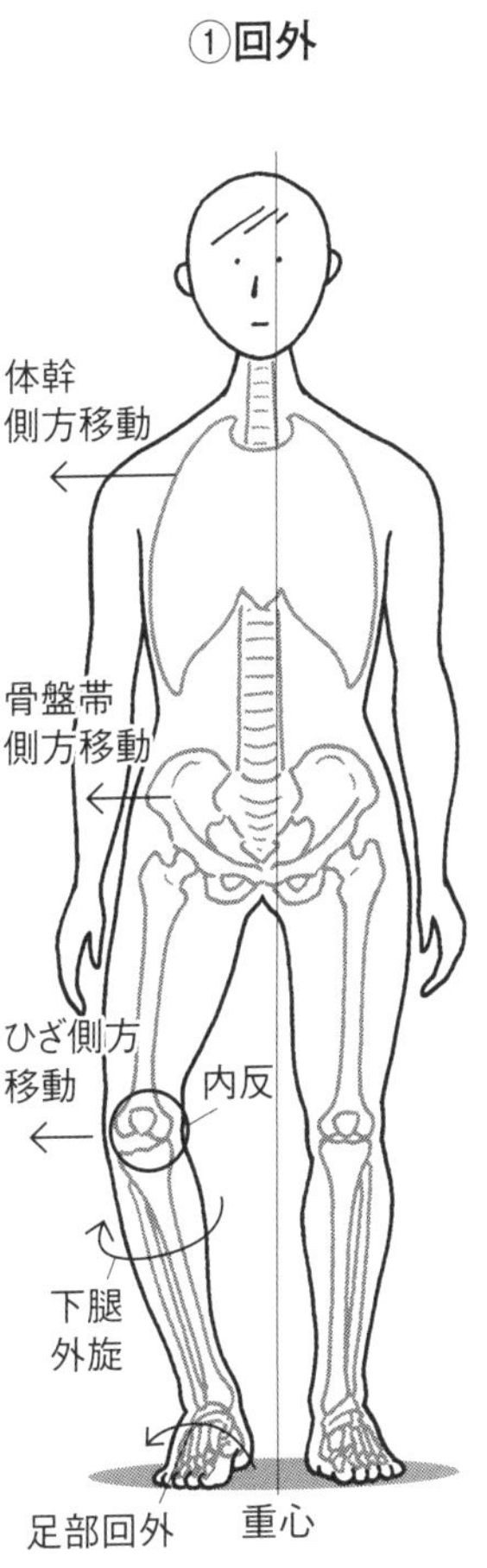

足部が回外すると脚は外側にねじれ（外旋）、ひざ関節は内反する

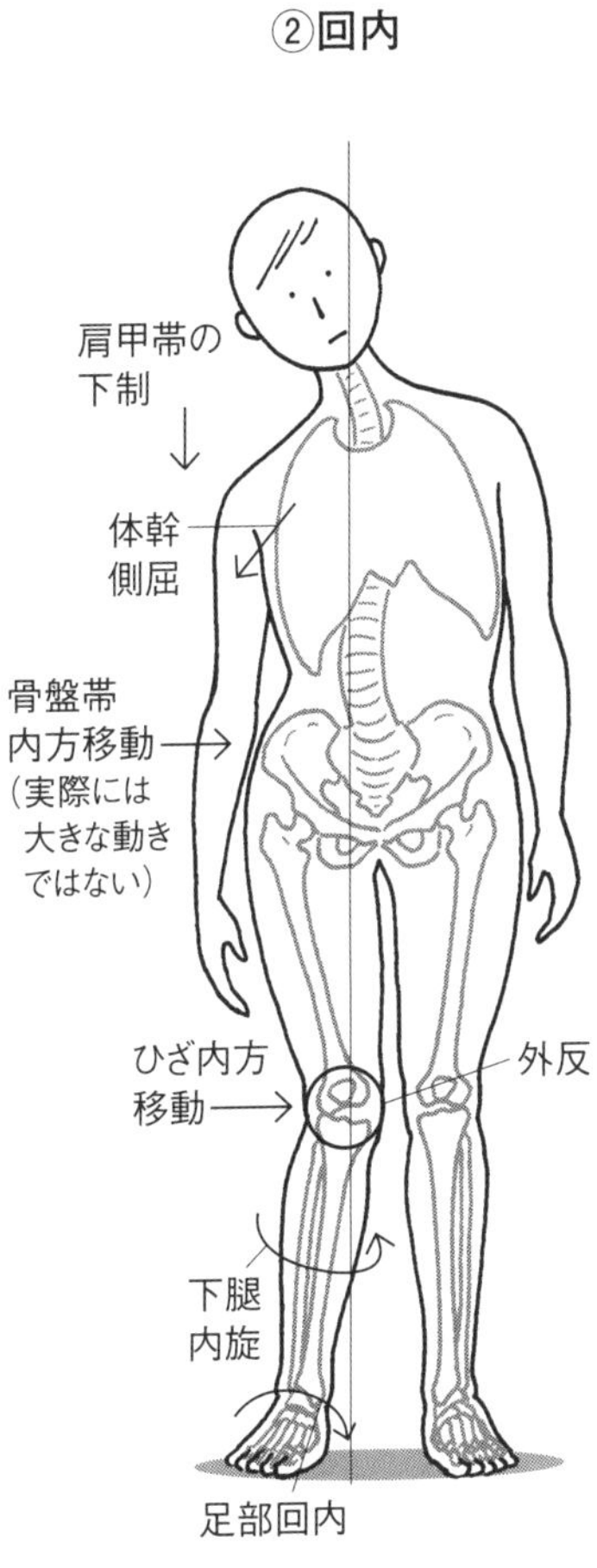

足部が回内すると脚は内側にねじれ（内旋）、ひざ関節は外反する

いては、次の2章でくわしく説明します。

合っているつもりが、じつは大きめ?!

前述したように、私はこれまで約30年間にわたり、靴とひざや足の故障のかかわりを研究してきました。

患者さんたちは、ひざの痛みや外反母趾《がいはんぼし》やハンマートゥ、浮き指、陥入爪《かんにゅうそう》など足のトラブルを抱えています。

そして100%、足に合わない靴を履いています。合わない靴を長年履き続けた結果、ひざの痛みや足のトラブルを引き起こしているのです。

その人たちが履いている靴は、まったくサイズが合っていないわけではありません。少し、足囲《そくい》・足幅《そくふく》が大きすぎるのです。

しかし、本人は、大きすぎるとは思っていません。ジャストフィットと思っているかどうかはともかく、まあまあ合っているし、履き心地がよいと思っています。

そこで、足のサイズを測定し、長さはもちろん、太さがもっとも合う靴を用意し、試しに履いてもらいますが、多くの人がきつく感じるといいます。

「この太さが、あなたにいちばん合っていますよ」といっても、「きつく感じる。もうワンサイズ、幅が広い（太い）ほうがラクでいい」と、答えます。

少し太さにゆとりがある靴に慣れてしまっており、そのほうが履きやすいし歩きやすいと思っていますが、じつはそれはジャストサイズの履き心地、歩きやすさを知らないだけなのです。

ひざ痛の人の6割に外反母趾がある！

長年、ひざの痛みと靴の関係から患者さんを診てきた経験からいうと、ひざに慢性的な痛みがある人のおよそ6割は外反母趾を合併《がっぺい》しています。

外反母趾は、足の親指の付け根の骨の部分が「く」の字に曲がり、変形した状態で、変形した部分が靴に当たると痛みが出ます。

足に合わない靴を長年履き続けた結果、親指が締め付けられることによって痛みと変形を生じます。

女性に外反母趾が多い理由のひとつは、ハイヒールやパンプスなどで指が締め付けられたり圧迫されたりするためと考えられています。

それは間違いではありませんが、じつは原因としては、太すぎる靴を履いている場合が多いのです。

適正サイズよりも太い靴を履くことによって、足の動き方、使い方のバランスが崩れ、それによって親指が変形してきます。

当然、脚のバランスも崩れるので、ひざの痛みを引き起こすことになります。

つまり、足に合わない、太めのゆったりした靴が原因ということで、ひざの痛みも外反母趾も共通しているのです。

太めのゆったり靴が、足のトラブルの原因

外反母趾の人は、ほとんどが開張足《かいちょうそく》を合併しています。開張足は、5本の指の付け根を結んでいるアーチが崩れ、横に広がっている状態です。

他にも足のトラブルに、浮き指、ハンマートゥ、巻き爪、陥入爪などがあります。

浮き指は、指が浮き、歩くときに指がしっかり使えなくなります。開張足の人は浮き指にもなっています。

ハンマートゥは、足の指が、力んで（力んだように）曲がった状態で、「槌指《つちゆび》」ともいいます。

巻き爪は、爪が曲がって丸くなった状態です。陥入爪は、爪の角が軟部《なんぶ》組織（皮膚と皮下組織）に食い込み、炎症を起こした状態です。

これら足のトラブルもまた、足に合わない太い靴が原因で起こります。

足に合わない、太めのゆるい靴がこれらの足のトラブルを引き起こす詳しいメカニズム

合わない靴が原因で起こる主な足のトラブル

- **外反母趾**
  足の親指の付け根が「く」の字に変形したもの

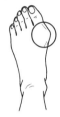

- **内反小趾**
  足の小指が親指側へ曲がり変形したもの

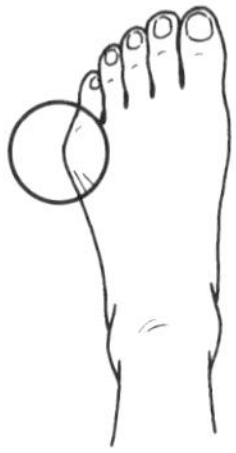

- **開張足**
  足の5本の指の付け根を結ぶアーチが崩れ、横に広がった足の状態

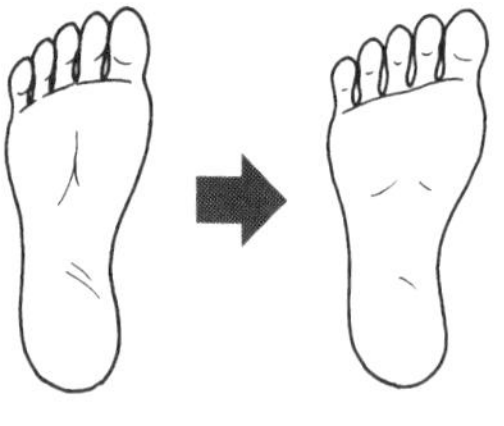

- **浮き指**
  足の指(1本～5本)が常に浮いてしまっている状態の足

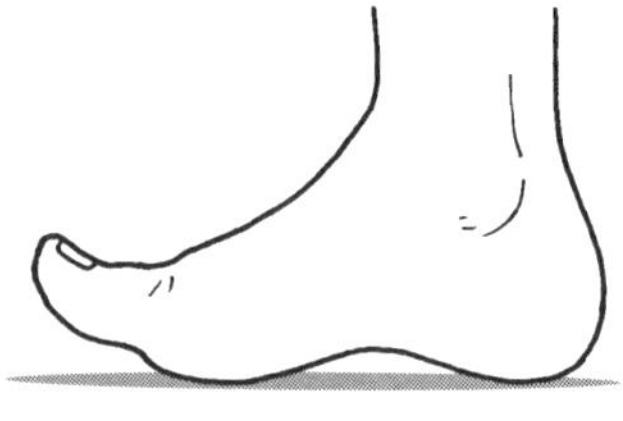

- **ハンマートゥ(槌指)**
  足の指が力んで(力んだように)曲がった状態の足

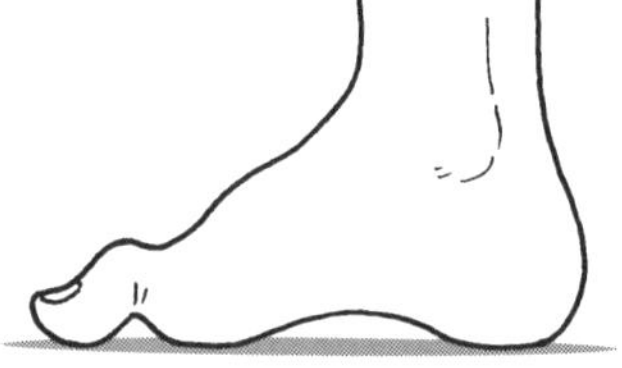

- **巻き爪・陥入爪**
  巻き爪は爪が曲がって丸まった状態。陥入爪は爪の角が軟部組織(皮膚など)に食い込み炎症を起こした状態

〔巻き爪〕　〔陥入爪〕

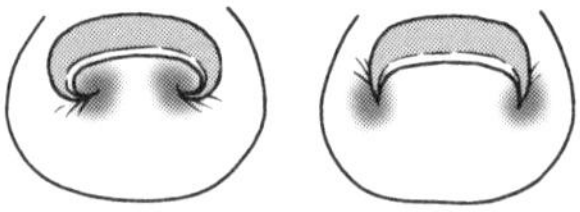

については、2章で説明します。

ゆったり靴は「足にやさしい」は大間違い!

いつ頃からか、「足にやさしい、ゆったりした靴」というコピーを頻繁《ひんぱん》に目にするようになってきました。靴屋さんの店頭でも、その種の張り紙をみかけることがありますすし、通販の謳《うた》い文句の王道ともなっています。

「足にやさしい靴、ゆったりした靴」が足によい靴の代名詞のような感じがします。なるほど、細すぎる靴は足を痛めつけます。だからその反対に、太い、ゆったりした靴というわけでしょう。細い靴に比べると、足が簡単に入り、締め付けがないのでラクです。大きければ大きいほど、足がラクになると感じるでしょう。

ところが靴は、履いて歩くなど足・脚を動かすときに、ちゃんと合っているかどうかが問題なのです。

履いてイスに座ったり、あるいは立ったりしている静止状態と、動いているときでは、物事はまるで違ってきます。

足にやさしい、ゆったりした靴は、歩くときに足にやさしいわけではないし、足にラクでもありません。快適ともいえません。それどころか、足やひざに故障をもたらす原因となるのです。

先のような宣伝コピーは、太めのゆったりした靴を望んでいる人がいかに多いかをあらわしているでしょう。そしてそれは同時に、太めのゆったりした靴の需要をあおることにもなっているのです。

第2章

足に合わない靴は全身を歪めてしまう

外反母趾、O脚、悪い噛み合わせ…

太めの靴が体によけいな負担をかけている

足に合わない太い靴を履いて歩くと、靴の中で足が前にすべります。かかとが脱げそうになり、指はまともに使えません。足の内外への傾きも抑えられません。

また、歩くとき体の左右のバランスが大きく崩れるとよけいな筋力を使ってしまうため、その分疲れやすくなったり痛みが出やすくなったりします。

バランスの崩れを補っているのは筋肉です。足が靴の中で前にすべると、筋肉の力でバランスをとります。

歩くときは、腰部《ようぶ》（腸腰筋《ちょうようきん》）、太《ふと》もも（大腿四頭筋《だいたいしとうきん》）、お尻（大臀筋《だいでんきん》・中《ちゅう》臀筋）、すね（前脛骨筋《ぜんけいこつきん》）、ふくらはぎ（腓腹筋《ひふくきん》）などにある筋肉などを使います。

一方、直立したときや歩くときにバランスをとるためには、指や土踏まずの筋肉や、背中・腹部・お尻・もも・ふくらはぎにある「抗重力筋《こうじゅうりょくきん》」といわれる筋肉が使われます。

つまり、足に合わない靴を履いて歩くことで、これらバランスをとるための筋肉をよけいに使うことになります。足も脚も体も相当疲れますが、といっても、若いときには痛みは出ないし、疲れも一晩休めば回復します。しかし、その積み重ねが5年、10年、20年、30年と続くと、やがて、ひざの痛みとしてあらわれることになるのです。

付け加えると、仮に30代、40代でひざの痛みが出ても、整形外科で注射をしてもらうと痛みが消え、そのまま治まることがあります。しかし、その15年後、20年後に、またひざの痛みが出てきて、しかも今度は慢性《まんせい》化します。ひざ痛の原因になっている、足に合わない太い靴を履き続けている限り、やがては痛みが再びあらわれることになるのです。

歩いているとき、足は左右交互に傾く動きをしている

歩くとき、足がどのように動いているか、知っているでしょうか。

おそらく、ほとんどの人が知らないでしょう。

どのように歩いているかは1章で解説しましたが、改めて簡単に説明しますと、ふつう、つま先で地面を蹴るようにして前に進み、後ろ足で蹴ったら、かかとから着地します。

このようにして前へ進んでいくのですが、じつは歩行は前進運動だけではありません。体は左右、上下に動きながら進んでいるのです。歩くとき、足（かかと）は左右の動き（傾き）をくり返しています。

左右の動きとは外側や内側への動きのことで、外に傾く動きを回外《かいがい》、内へ傾く動きを回《かい》内《ない》といいます。なぜこのような動きがあるのかというと、重心が右、左、右、左……と交互にくり返し移動しているため、そのバランスをとっているからです。

しかし、どちらかへの傾きが大きいと、足の動き方（使い方）のバランスが崩れます。

ひざ痛がある人は、足の傾きが大きい

足の回外の動き（傾き）が大きいと、脚は外旋《がいせん》し、骨盤・体幹《たいかん》は側方《そくほう》（体の左右外側）

に大きく移動します。

人と並んで一緒に歩いていて、隣の人の左側の肩や腕にぶつかる人は、右への傾きが大きいということです。

回外、回内への動きは、左右の足が同じとは限りません。右足が回外の傾きが強く、一方、左足は回内への傾きが強い場合もあれば、その反対に右足が回内、左足が回外への傾きが強い場合もあります。

先に、歩くときは体が上下すると述べました。つま先で蹴り上げたとき、体は上がって、着地したときは下がります。つまり、左右（回外・回内）のバランスをとりつつ、上下動をくり返しています。

ところが、左右の足で回外、回内への動きが違うと、体の左右（回外・回内）のバランスがとれず、上下運動のバランスも崩れてしまいます。

回外、回内の傾きを助長するのが、足に合わない、太めの靴なのです。足に合わない太めのゆったりした靴を履いている人、そして、**ひざに痛みのある人は、かならず、左右ど**

ちらかの傾きが大きく、バランスがとれていません。

歩くときの大きな横揺れが、ひざ痛をまねく

歩くときに左右どちらかの横揺れが強いと、やがてはひざ痛を引き起こすことになります。そのメカニズムはシンプルです。

足の回外への動きが強い（過回外）と、下腿《かたい》（ひざから足首までの部分）は外旋し、ひざ関節は内反《ないはん》します。

すると、体はバランスをとろうとするため、ひざの内側へと重心をかけるようになり、これがひざへの負担となります。その負担が長い年月をへることによって、やがて、ひざに痛みとなって出てくるのです。

ひざの痛みは、ひざの内側に出る場合が多いのですが、このことは、回外の傾きが強い人が多いことをあらわしています。

ひざ関節のしくみ

ひざは、私たちが立ったり座ったり、歩いたりと、いろいろな動作をし、体を動かすときに負担がかかる部位です。

ひざの構造

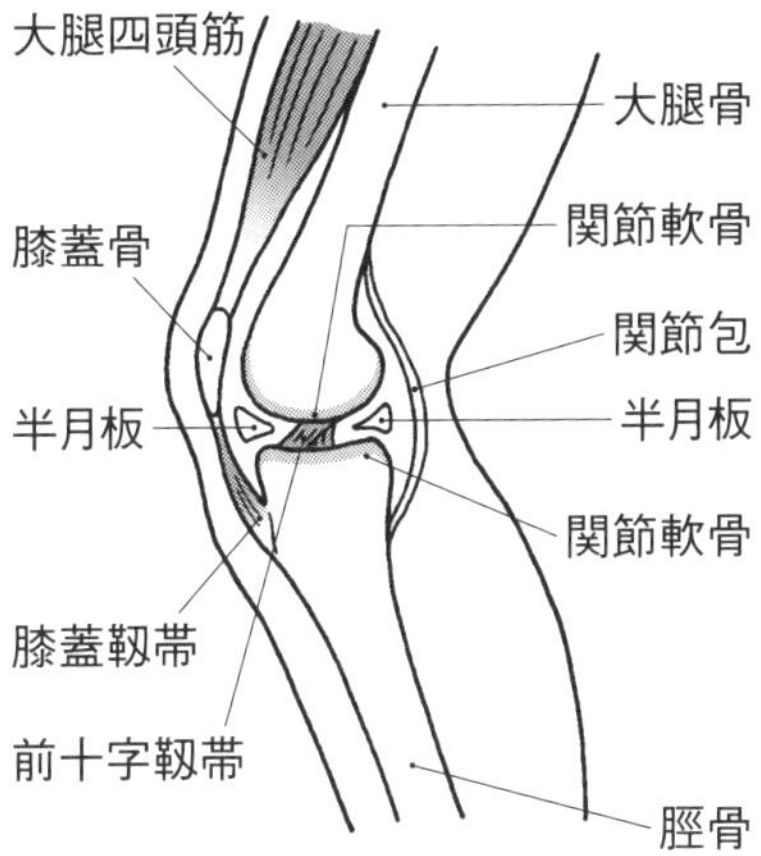

ひざ関節は、さまざまな動きに対応できるようにつくられています。骨、軟骨《なんこつ》、靱帯《じんたい》、筋肉、腱《けん》などから構成され、スムーズに動き、歩行や方向転換、その他の多くの動作を行なうことができます。曲げ伸ばしができるのは、蝶番《ちょうつがい》の機能があるからです。

ひざ関節は、大腿骨《だいたいこつ》（太ももの骨）と脛骨《けいこつ》（すねの骨）、膝蓋骨《しつがいこつ》（ひざのお皿）から構成されています。

脛骨の上に大腿骨がのり、大腿骨の前面に膝蓋骨があります。膝蓋骨は、太もも前面の筋肉と脛骨をつなぐ腱《けん》の間にあり、ひざを伸ばす際に筋肉の収縮《しゅうしゅく》をうまく伝えるための滑《かっ》車《しゃ》の役割を果たしています。そして、ひざ関節内の骨の表面は、軟骨で覆《おお》われています。軟骨は水分が多く、関節がなめらかに動くようになっています。

また、脛骨と大腿骨の間には半月板《はんげつばん》があります。これは柔らかい組織で、半月板のおかげでこのふたつの骨の軟骨への衝撃が吸収されるようになっています。

さらに、関節は関節包《かんせつほう》という繊維膜《せんいまく》の袋で包まれ、その中は関節液（滑液）で満たされています。この液は関節の動きをなめらかにし、また軟骨に酸素や栄養を供給しています。

変形性膝関節症は、こうして悪化していく

変形性膝関節症《へんけいせいひざかんせつしょう》とは、関節のクッションである軟骨が、加齢や筋力の低下などによって

すり減って、痛みが生じる病気です。

軟骨がすり減った分、膝関節の骨と骨のすき間が狭くなって内側の骨があらわになり、骨のへりにトゲのような突起物《とっきぶつ》（骨棘《こつきょく》）ができたり、あるいは骨が変形（O脚、X脚）したりします。

また、関節を覆っている関節包の内側に炎症が起こるため、黄色みがかった粘《ねば》り気のある液体が分泌《ぶんぴつ》され、いわゆる「ひざに水がたまった」状態になります。

変形性膝関節症は時間をかけて進行し、徐々に重くなっていきます。進み方は次のように3段階に分けられます。

【初期】

起床後、起き上がったり歩き出したりなど、体を動かしはじめたときに、なんとなくひざがこわばります。重くて動かしにくい、はっきりわからないような鈍《にぶ》い痛みを感じるなどの自覚症状があらわれます。

しかし、しばらく体を動かすと自然に治まり、あまり気にならないことが多いですが、もう少し症状が進むと、正座や階段の上り下り、急に方向転換したときなどに痛みを生じるようになります。

【中期】

初期にはしばらく休んでいたら治まっていた痛みが、なかなか消えなくなります。正座やしゃがみ込む動作、階段の上り下りなどが、ひざの痛みのために行ないづらくなります。関節内部の炎症が進むため、ひざが腫《は》れて熱感《ねつかん》も生じます。関節液の分泌が増えてきて、それにともなってひざの変形が目立つようになるほか、関節がすり減って摩擦《まさつ》が大きくなるため、歩くときにきしむような音がします。

【末期】

関節軟骨がほとんどなくなり、骨同士がぶつかるようになります。

変形性膝関節症のメカニズム

【初期】

関節軟骨が削れはじめ、起き上がったり、歩き出したりなど、体を動かしはじめたときに、ひざがこわばる。はっきりわからない鈍い痛みを感じるなどの自覚症状があらわれる。

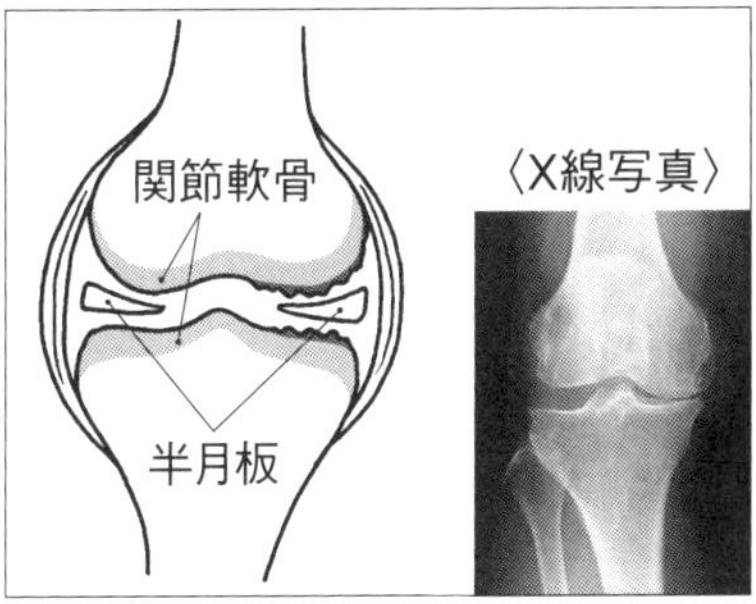

【中期】

正座やしゃがみ込む動作、階段の上り下りなどが痛みで行ないづらくなる。関節内部の炎症が進み、ひざの変形が目立つようになるほか、歩くときにきしむような音がする。

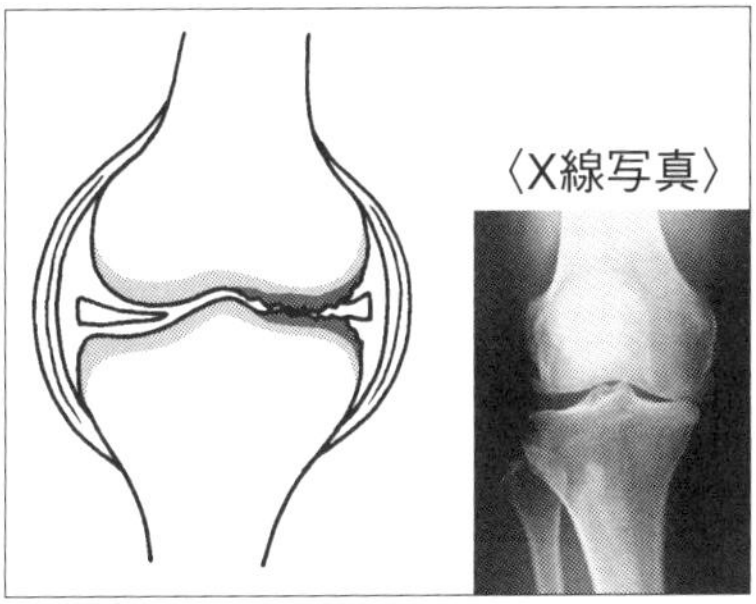

【末期】

関節軟骨がほとんどなくなり、骨同士がぶつかるようになる。普通に歩いたり、座ったり、しゃがんだりすることが困難になる。日常生活に支障をきたすため、精神的にも負担が大きくなりやすい。

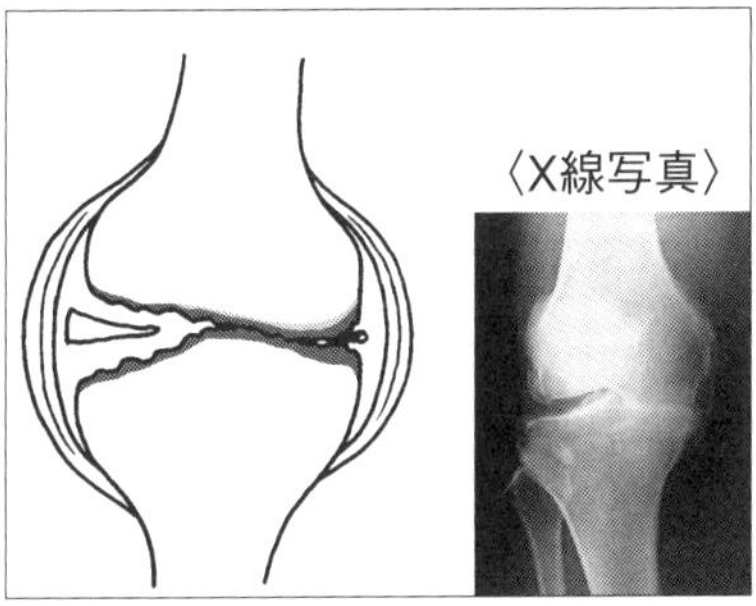

この段階になると、初期、中期段階でみられた症状がすべて悪化し、普通に歩いたり、座ったり、しゃがんだりするのも困難になります。

日常生活にも支障をきたし、行動範囲が狭《せば》まるため、精神的にも負担が大きくなりがちです。

ただし、軟骨がすり減ったから痛みが強く出る、というものでもありません。

足の傾き具合は〝靴底の減り〟でわかる!

歩くときの横揺れは一般に、回内・回外のバランスがとれているため、大きくかたよることはなく、安定しています。しかし、回内の動きもそうですが、動き(傾き)が強すぎることは問題です。

回外の動きが大きいか、それとも回内の動きが大きいかは、靴底の減り具合をみるとわかります。

靴底のすり減り方をチェックしよう

歩行時に足裏のどこに体重がかかっているかは、靴底、とくにかかとの減少でチェックできる。一般的にはかかとの外側が減る場合が多い

①かかとの内側が減る

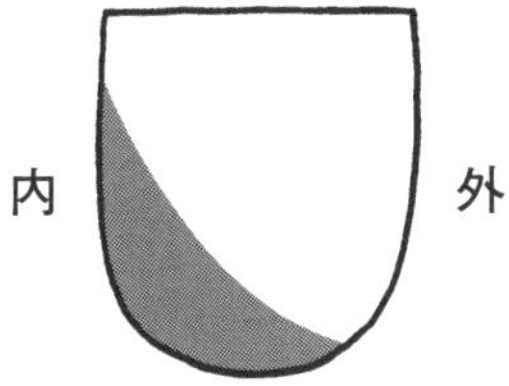

進行方向に対して、つま先が内股で接地している

②かかとの真ん中が減る

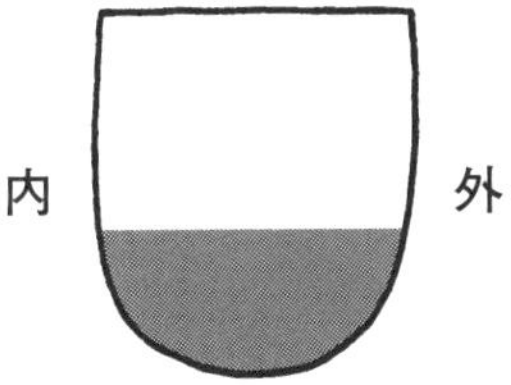

進行方向に対して、つま先がまっすぐに接地している

③かかとの外側が減る

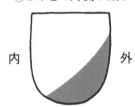

進行方向に対して、つま先が外股で接地している

④かかとの外側が全体的に減る

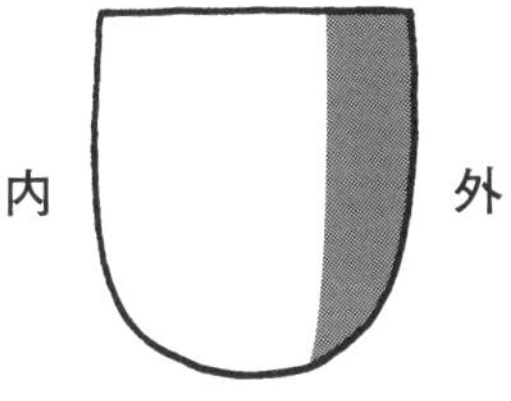

進行方向に対して、足が外側で接地する程度がはなはだしい

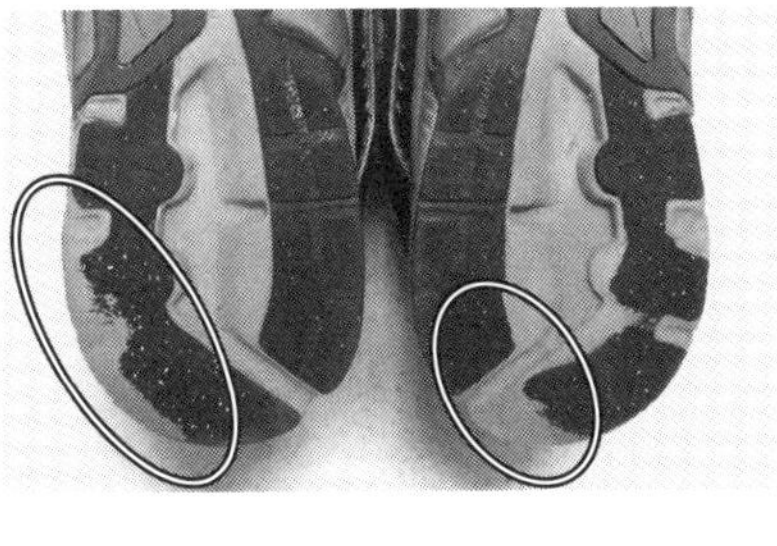

右の写真の◯部分をみると、他の部分よりも削れているのがわかる

かかとの外側が減るのは回外の動きが大きく、一方、かかとの内側が減るのは回内の動きが大きいということです。

今履いている靴の靴底をみてください。かかとの減り具合はどうでしょうか。

多くの人は、かかとの外側が減っているのではないのでしょうか。もちろん、左右ともに内側が減っている人もいるでしょう。

かかとの減り方が左右で違う人もいるでしょう。右足は外側が、左足は内側が減っている場合もあれば、その逆に右足は内側が減っていて、左足は外側が減っている場合もあります。

さらには、かかとだけでなく、靴底全体をみてください。

減り具合はどうでしょうか。

全体的に外側がのふちが減っていませんか。減っている場合、両足ともですか。それとも、左右どちらか一方のみでしょうか。このような減りがみられる場合、回外あるいは回内の動きが相当かたよっているとみられます。

また、革靴の場合は、足に合っている靴では、甲《こう》の中足部《ちゅうそく》に出る横ジワがまっすぐです。ところが、足に合っていない靴では、斜めの横ジワがつきます。これは、右足の場合、右斜め上の横ジワは、母趾（親指）方向に足圧《そくあつ》中心が向かっていくことでできるシワなので回内、左斜め上の横ジワはその逆で回外の動きがかたよっているということです。

足に合う靴で歩くと、体の軸はブレない

靴が足にピッタリ合っている場合と、合っていない場合では、歩き方がまるで変わってきます。

52ページの写真は、足に合わない太い靴を履いている患者さんです。回外の動きが強く、軸がズレているのがわかるかと思います。

53ページの写真は、同じ人が足に合う靴を履いた場合です。足は傾いておらず軸がまっすぐになっているのがわかるかと思います。

足に合わない太い靴を履いて歩いた場合

※左ひざが変形性膝関節症の患者

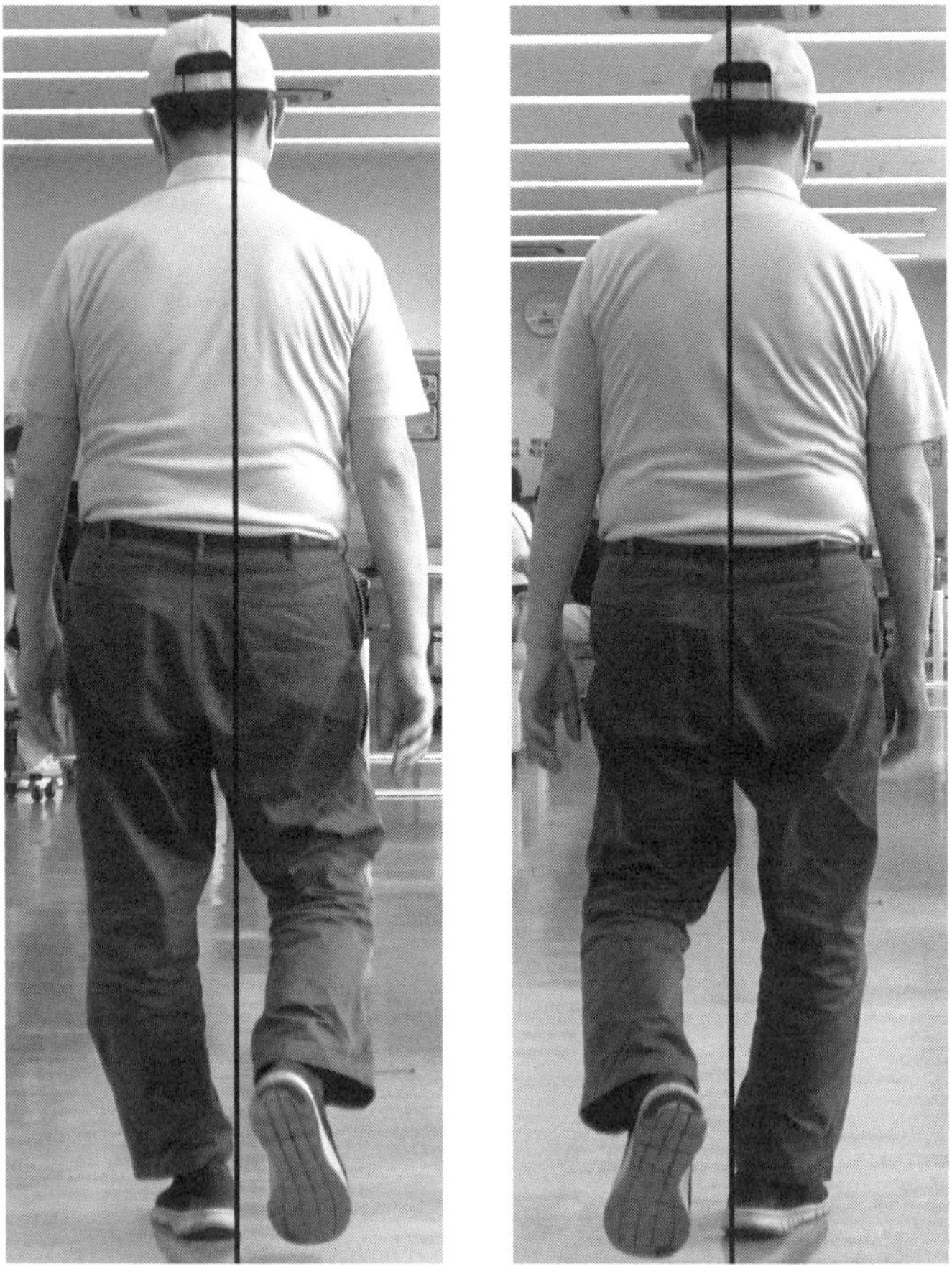

縦に線を引いてみると左足で立っているとき（写真左）に
体が左方向にかたよっている（ブレている）ことがわかる

足に合う靴を履いて歩いた場合

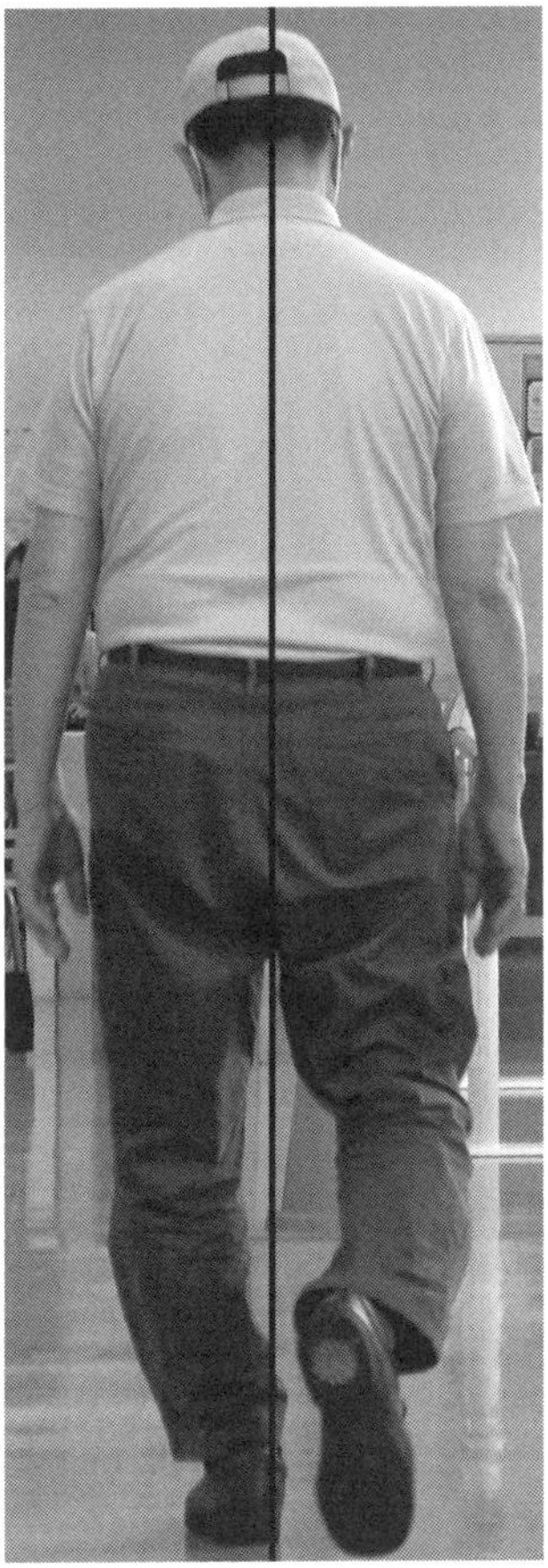

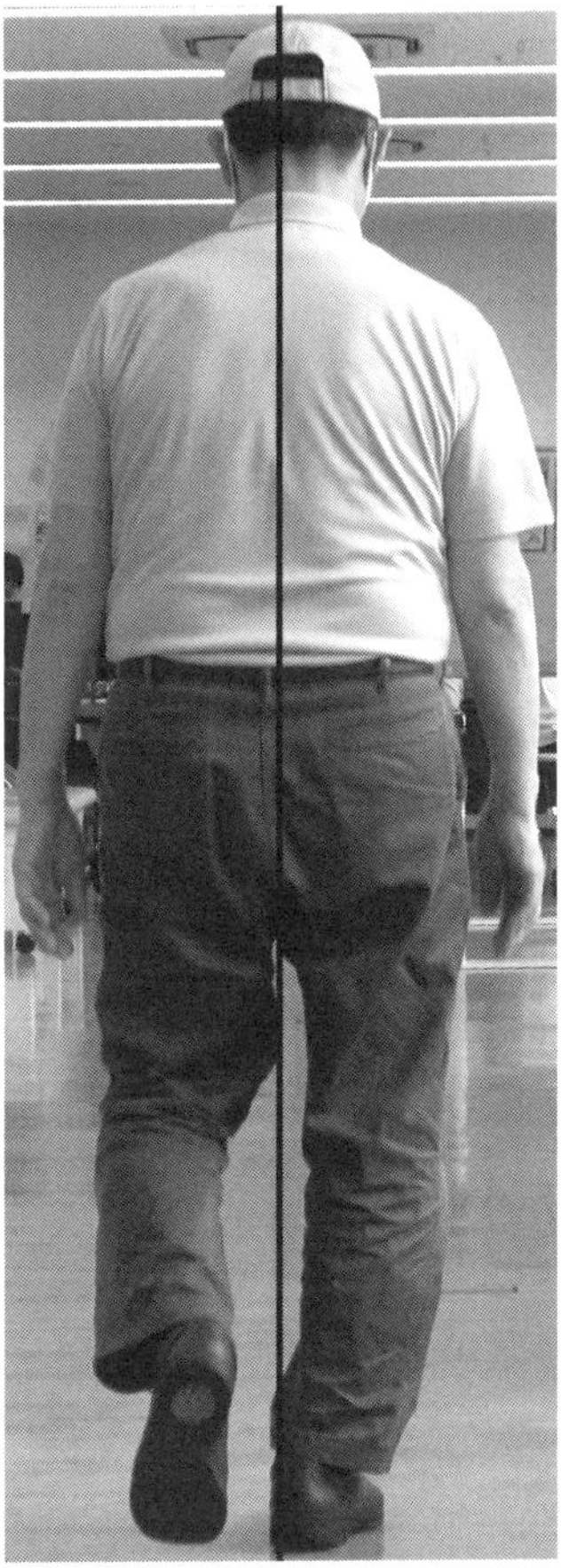

縦に線を引いてみると軸がかたよらず（ブレず）に
安定して歩行できていることがわかる

回外の動きが強いと、足指が浮いてしまう

歩くとき、かかとが外（回外）、内（回内）へ傾きすぎると、足の動き全体に変化が起きます。

たとえば、回外の動きが強いと、着地してからつま先を蹴り上げる際、親指などの指があまり使えません。そうすると、どの部分で蹴り上げるかというと、第3、第4、第5中足骨《ちゅうそっこつ》（足の中指、薬指、小指の付け根にある骨）のあたりで蹴ることになります。そして、使わない指は浮いてしまうでしょう。

また、太い靴は、かかとも甲の部分もゆるいため、つま先で蹴り上げて進むとき、靴が脱げかかってしまいます。そうなると、靴の中で足は前にすべります。すべると、つま先が靴の先端に当たって痛いので、なんとか止めようとして、指を曲げてこらえます。

いつもこのような靴を履いていると、指は平常のときも曲がった状態に固定されます。

このように、回外、回内の傾きのかたよりは、足の動きすべてに影響し、さまざまな足のトラブルを引き起こすことになります。

そして、それらのトラブル自体も、ひざの痛みを助長する原因となります。

なぜ太めの靴が、外反母趾を引き起こすのか

太い靴は、外反母趾の原因にもなっています。

靴が大きいと、歩くときに靴の中で足が前にすべり、移動し、靴の先端に指が当たり、指が締め付けられます。とくに親指が締め付けられ、変形してきます。

つまり、足の使い方のバランスが悪くなることが、外反母趾を引き起こしているのです。

さらに、脚のバランスも悪くなり、ひざの痛みを引き起こす原因にもなります。

外反母趾は、中足骨が広がっている状態のため、指が使えません。中足骨の下には腱がありますが、骨がズレて広がっても腱はもとの場所にあります。腱の上にある骨だけが動

き、広がっているのです。

外反母趾になってしまうと、ますますバランスの悪い歩き方になります。まず、親指を上手に使って歩けなくなります。そうすると、歩くときのバランスがなお崩れ、ひざに負担がかかるような脚の動きが生じ、その結果、ひざに痛みが起こると考えられます。

この状態が続くと、外反母趾はさらに悪化し、そして、ひざの痛みもますます悪化するという悪循環に陥ってしまいます。

ところで、外反母趾になっても、かならずしも痛みが出るとは限りません。理由はわかりませんが、痛みが出ない人もいます。

ひざの痛みを訴えて診察に訪れる方の中には、外反母趾もある場合があります。聞いてみると、痛みはないと答える方もいます。靴を履いていないときは親指に変形がないのに、靴を履いて歩くと変形が生じる人もいます。

ただ、痛みがなければ問題ないというわけではありません。

変形自体よりも、また変形によって見た目が悪いことよりも、足の指が使えなくなるこ

足の3つのアーチ

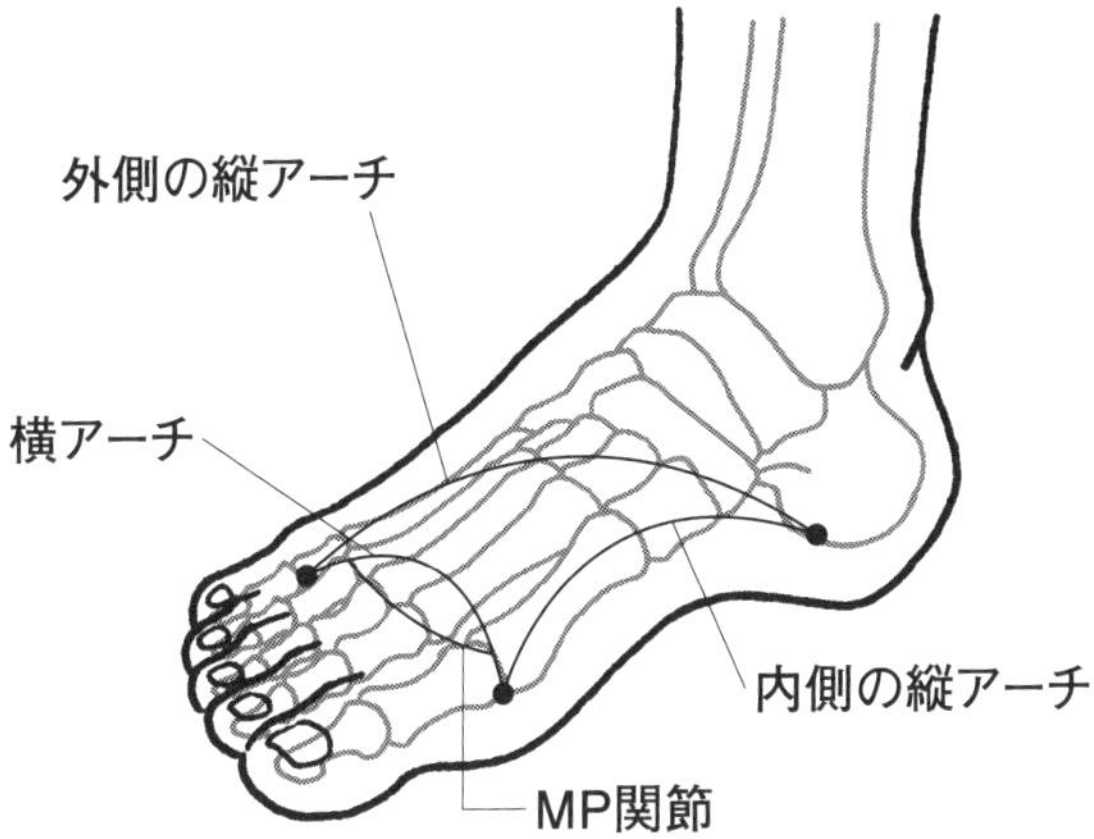

とが問題なのです。外反母趾の人は、ほとんどが開張足《かいちょうそく》を伴っていますが、原因として、指が使えないことがかかわっています。

開張足は、足の横アーチが崩れ、横に広がった状態です。

足は、ひとつの横アーチとふたつの縦アーチから形成されています。このアーチがあることによって、歩行時の衝撃を吸収したり、姿勢や体のバランスを保ったりできます。

横アーチは、5本の指の付け根（MP関節）を結ぶラインです。縦アーチには、親指からかかとまでを結ぶ土踏まずにあたる「内側アーチ」と、小指の付け根からかかとまでを結ぶ「外側アーチ」があります。これらのアーチは靱帯や筋肉によって守られています。開張足の人は、足の指が適切に使われず、横アーチが崩れていることから、タコができやすく、浮き指の原因にもなります。転倒しやすくなり、ひざ痛の原因にもなります。また、3つのアーチのうち、縦のアーチが崩れた状態が扁平足《へんぺいそく》です。扁平足になると、歩くときの衝撃を吸収する力が弱まってしまうため、疲れやすくなります。ひざへの負担が大きくなり、ひざ痛の原因になります。また、ひざ痛を悪化させる要因にもなります。外反母趾、扁平足、開張足は3点セットのようなもの。開張足だけが単独で発症することはありません。また、外反母趾と開張足は互いに影響します。鶏と卵の関係で、どちらが先かはわかりませんが、もとの原因が足に合わない太い靴にあることは確かです。

外反母趾が女性に発症しやすいわけ

外反母趾になる要因には、内的なものと外的なものがあります。

【内的要因】

・遺伝的な素因
・足の親指が長い
・扁平足
・足の指がもともと内側に曲がっていること
・女性の場合、女性ホルモンの影響で関節が柔らかく、筋肉や靱帯が弱いこと
・年齢＝40歳以上に多い（筋力が落ち、靱帯のゆるみが出てくる）

【外的要因】

・合わない靴を履いている
・骨折などで変形してしまった

歩くときの動きが原因としてありますが、その上に足に合わない靴を履き続けることで、外反母趾を発症しやすくなると思われます。

外反母趾は、40代以上の女性に突出《とっしゅつ》して多く発症します。これは、この年代になって症状が出てきたり、変形が進んだりして、はじめて気づく場合が多いということです。

外反母趾は、ある日突然なるものではなく、下地はそれ以前に徐々につくられているのです。若いうちから、じつは変形がひそかに進んでおり、40代になって変形が明らかになったり、痛みが出たりするということが多いわけです。

しかし、一般的には、40代では痛みはあっても、変形はまだそれほどではありません。明らかな変形としてあらわれるのは、おおむね50代以上です。

このように外反母趾は長い年月をかけて発症しますが、そこには合わない靴が影響しています。外反母趾を予防するために、若いときから靴を見直してほしいものです。

足をケガすると、ひざ痛になりやすくなる

足をケガした（外傷を負った）ことがあると、のちのち、ひざ痛が起こりやすくなります。

日常生活におけるちょっとしたケガや転倒、スポーツや運動によるケガ、交通事故などといったケガが、ひざに損傷を起こすことがあるからです。

スポーツや運動では、ひねったり、転んだりして、ひざを痛めるケースがあります。とくにスポーツ選手の場合、種目によっては、ケガをするリスクが日常的にあるスポーツも少なくありません。

痛めると、最初のうちはたいした症状がなくても、数か月や数年たって症状がだんだんとはっきりあらわれてくることがあります。

変形性膝関節症は、半月板損傷をきっかけとして進行することがあります。また、ひざの靭帯損傷後に関節の安定性が失われることで、軟骨が壊れてしまい、発症するケースもあります。

スポーツ選手ほどには、ひざに器質的変化（もとに戻らないような変化）が残っている場合ではなくても、過去にちょっとしたケガをしたことが原因で、のちのち、ひざ痛を引き起こすことがあります。

この場合、多少器質的変化があったとしても、ひざの痛みの原因としては、歩行のバランスが崩れていることのほうが大きいと思われます。ケガをしたことをきっかけに、歩くときのバランスが崩れ、影響してきたのです。

ですから、**過去にケガをしたことのある人は、とくに靴に配慮することが求められます。**

足に合わない靴を履き続けると、ひざ痛を引き起こすからです。

言い換えると、過去にケガをしてのち、ひざ痛を引き起こすリスクがあっても、足に合う太さの靴を履くことによってリスクが抑えられるのです。

ちなみに、過去のケガが原因でひざ痛を発症した場合も、足に合う靴を履くことによって、痛みは緩和・解消できます。

大人のO脚、X脚は要注意！

O脚、X脚に関しては、子ども時代のO脚、X脚は成長に伴って変化します。ひざの内側、外側にかかる荷重の変化により、成長軟骨の内・外の微妙な発育の仕方に違いが生じるために起こるものと考えられています。

子どものO脚、X脚は正しく矯正《きょうせい》すれば、成長とともに自然に治ります。

ところが、大人の場合は成長するわけではありません。ひざ関節の内側や外側の軟骨がすり減り、なくなることによってO脚、X脚は起こります。

だから、半月板損傷などによって、若いうちに半月板を摘出《てきしゅつ》した人では、さほど年をとらなくても変形性膝関節症を発症しやすくなってしまいます。

そうでない場合には、O脚やX脚を助長するような歩き方が問題となりますが、ある程度年齢を重ねてからでなければ発症しにくいと思います。

歩き方は、O脚の人は下腿《かたい》（ひざから足首までの部分）のねじれが少なく、つま先が内側に向きやすくなります。つまりトゥーイン気味になり、足部の動きは回外が大きいといえます。

一方、X脚は下腿のねじれが大きいため、つま先は外側に向きやすくなります。トゥー

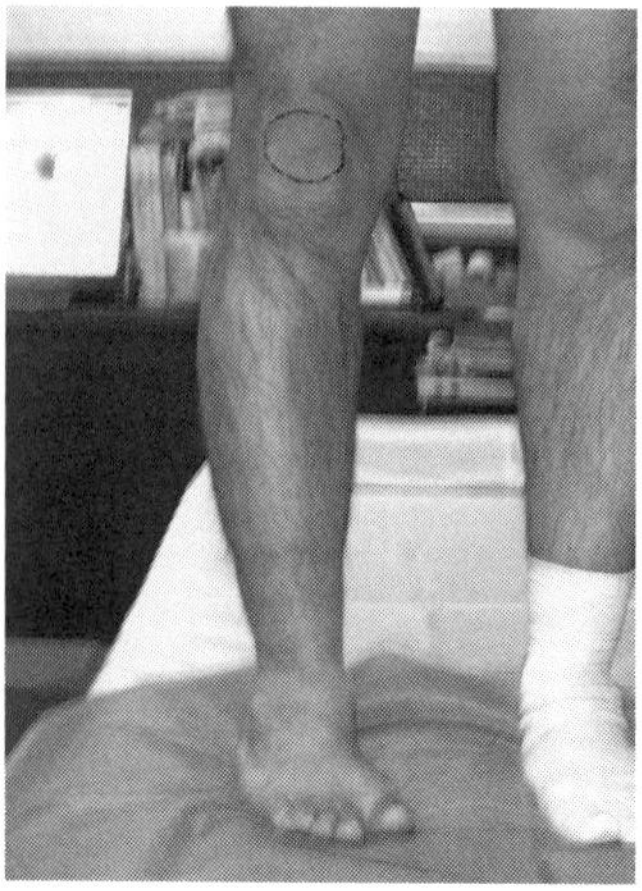

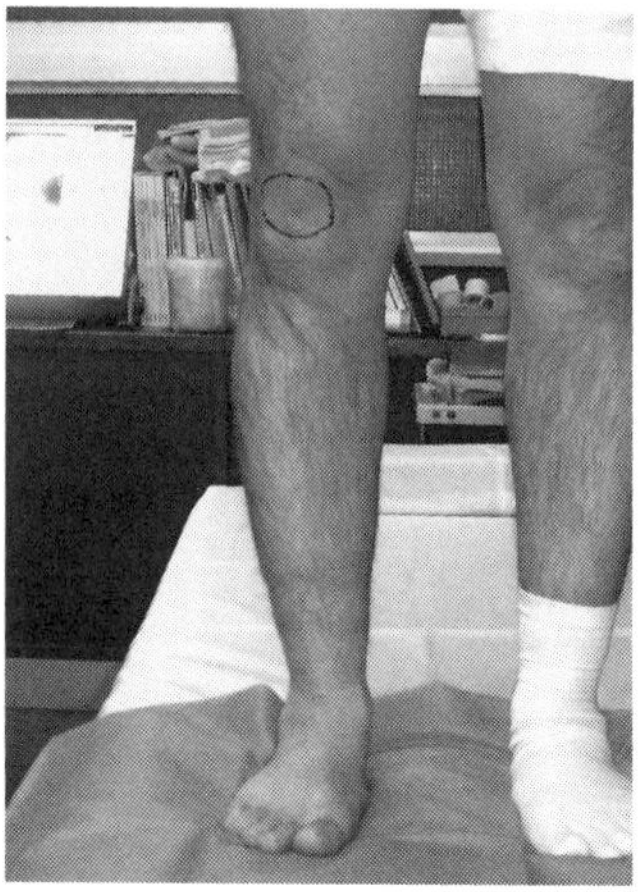

変形性膝関節症の患者の下腿。ひざのお皿を正面に向けるように立つと、足は内側を向いてしまっているのがわかる（写真左）。
反対に、足を正面に向けると、ひざのお皿は外側に向いてしまう（写真右）。このケースは、O脚の人に多くみられる

アウトで接地するため、足部の動きは回内気味となります。すなわち、X脚の足部の動きは回内の動きが大きいといえます。

下腿のねじれに関しては、立って脚をまっすぐに伸ばしてみたときに、ひざのお皿（膝蓋骨）が正面を向くようにした場合の足の位置でわかります。すなわち、O脚の人は足が内側になっており、X脚の人は足が外側を向く形になります。

上の写真をみてください。変形性膝関節症の患者さんの脚の姿ですが、お皿を正面に向けると足が内側に向いてしまっ

ているのがわかるかと思います。O脚の人は、こういう形態の人が多くみられます。

一方、X脚の人は、お皿を正面に向けると、足部のつま先は外を向く人が多く、下腿のねじれが大きいといえます。

O脚、X脚でひざの痛みがある場合、足に合う太さの靴に変えることによって、脚の形を変えることは難しいですが、痛みはかなり改善されます。

歩き方がO脚、X脚を助長することからも、若いときから足に合う靴を履くことが大事です。なお、付け加えると、年をとってひざの軟骨が壊れてしまっている人は、下肢《かし》の長さの微妙な左右差や、若い頃の運動量など、靴以外の要素も考慮しないといけないかもしれません。

浮き指、ハンマートゥ…はこうして起こる！

足のトラブルには、外反母趾や開張足のほかに、浮き指、ハンマートゥなどもあります。

これらのトラブルもみな、足に合わない太さの靴のために、歩くときに足が適切に使えないことが原因で起こります（34ページの図参照）。

【浮き指】

浮き指とは、立っているときや歩いているときに、足の指が地面に着いていない状態のことをいいます。小指だけが浮き指のこともあれば、ほぼ全部の指が浮き指になることもあります。

指が浮いているため、立ったり歩いたりするとき体重がかかると、指の付け根（ＭＰ関節、57ページの図参照）に痛みが生じます。浮き指による痛みを訴えて、診察に訪れる人はたくさんいます。子どもに多いのですが、大人にもみられます。

歩いたり動いたりするとき、指が使われていないため、着地するときに指の付け根に重みがかかるので、この部分に痛みが出るのです。

その原因は、ひざの痛みや外反母趾と同様に足に合わない靴にあります。合わない靴のために、歩くときに足が適切に使えないため、土踏まずが十分に形成されないことによって起こります。

歩くとき、着地した際に重心が指の付け根のあたりにかたよってかかり、指が浮いてしまいます。立っているときも、蹴って歩き出すときも、足の指を使って踏ん張ることができません。


【ハンマートゥ】


ハンマートゥは、足の指が、力んで（力んだように）曲がった状態で、「槌指《つちゆび》」ともいいます。靴の先端が細く窮屈《きゅうくつ》な状態におかれていると、足の指が常に曲がった状態になってしまいます。

太いゆるめの靴は、歩くとき足が前に移動し、指先が靴の先端にあたります。すると、無意識のうちに踏ん張りますが、踏ん張ると指は曲がります。

そのためいつも、太い靴を履いていると、指は常に曲がった状態になってしまいます。

【巻き爪・陥入爪】

巻き爪は、爪が両側の縁《ふち》に向かって湾曲《わんきょく》し、食い込んでいる状態です。通常、痛みはありません。

陥入爪は、爪が周囲の皮膚（軟部《なんぶ》組織）に食い込み、食い込んだ部分に炎症が起こります。炎症が長く続くと肉芽《にくげ》組織ができます。

すると、肉芽組織からの液で周囲の組織がただれ、爪も柔らかくなるため、さらに変形が起こり、ますます食い込むという悪循環に陥ります。

なぜ、巻き爪や陥入爪が起こるのでしょうか。

巻き爪は、爪の端が痛いので、その部分を爪切りで切ることが原因で起こるという説もありますが、爪の端が痛いということ自体、すでに異常があらわれているということです。ですから、爪切りは直接の原因ではありません。

じつは足に合わない靴を履いていることが大きな原因なのです。なぜなら、足に合っていないゆるい靴を履いていると、着地の際、指が地面にまっすぐ着かないからです。指がまっすぐ地面に着けば、地面からの力は同じなので、爪が巻くことはありませんし、爪が周囲の皮膚に食い込むこともありません。

爪が真上ではなく、内側を向いているので、歩くときに力がかたよってかかり、巻き爪を引き起こすことになります。

また、陥入爪も、同じように考えられます。先端が細いヒール靴やパンプスを履き、歩くときに足が前にすべると、指が靴の先端に押しつけられ、巻き爪や陥入爪の原因になります。

ところが、太めのゆるい靴も、足が前にすべり、指が痛め付けられ、陥入爪の原因となります。現代では、太い靴によって陥入爪や巻き爪が起きるケースが圧倒的に多いと、私はみています。

【内反小趾】

内反小趾《ないはんしょうし》とは、足の小趾（小指）が母趾（親指）側に曲がったもので、靴を履いて歩くとき、曲がった部分が靴に当たるため炎症を起こし、痛むことがあります。

靴は「歯の嚙み合わせ」にも影響する?!

足に合わない靴は、足のトラブルやひざの痛みの原因となるだけではありません。全身の骨格にも影響します。

バランスの悪い歩き方は、X脚、O脚の原因にもなります。さらには、骨盤に影響し、骨盤がズレてくると、左右の腰の高さがズレてきます。

左右の腰の高さの違いは、ほとんどの人にみられます。

立っているとき、骨盤が上がっている側の肩甲骨《けんこうこつ》（肩）は下がっている姿勢となります。脊柱《せきちゅう》（背骨）は骨盤の左右の高さが変われば自然と湾曲します。

肩甲骨や肩の位置などに左右差が生じるのは、体が自然にバランスをとろうとするからです。

背中が湾曲してしまった患者の後ろ姿とX線写真

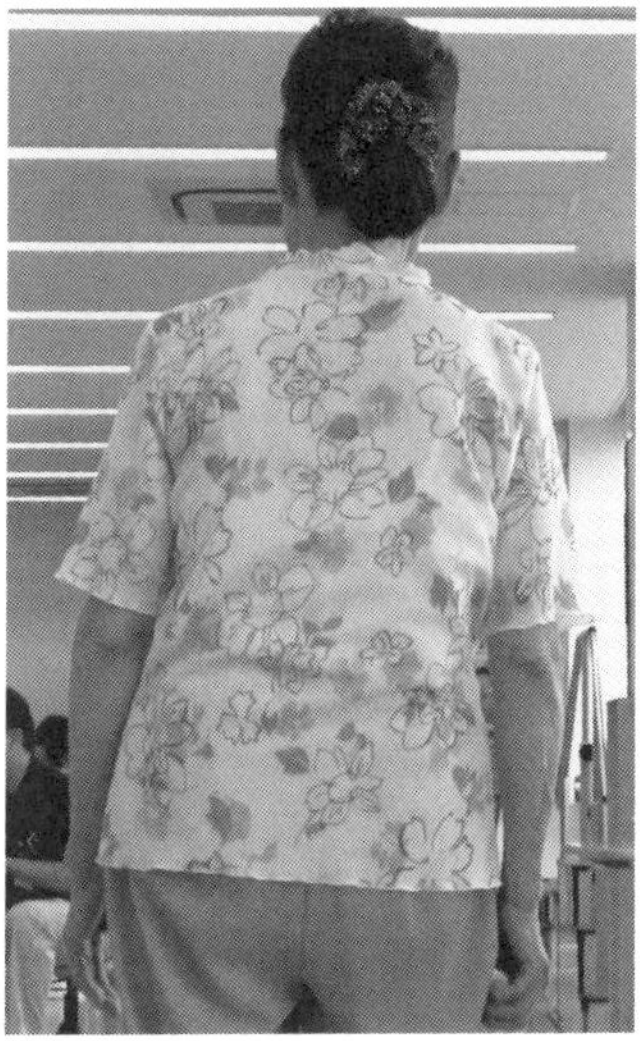

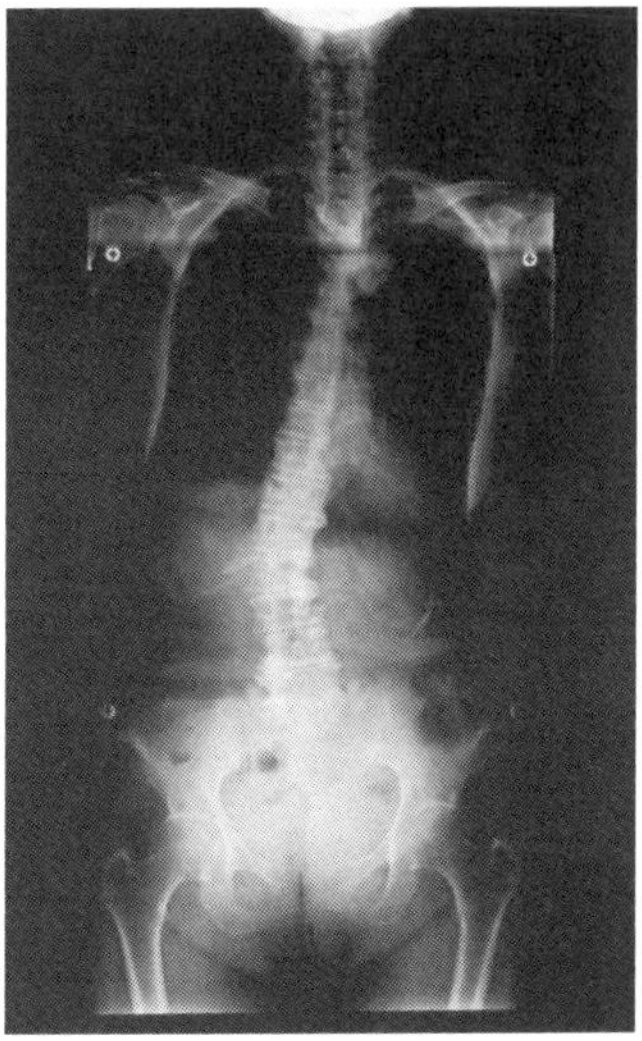

背中が湾曲し、骨盤が側方（左側）にとび出しているのがわかる

このようにバランスが崩れてくると、足の故障、ひざの痛みだけでなく、腰から全身に影響し、腰痛、背中のこりや痛み、頭痛などを引き起こし、姿勢も悪くなっていきます。さらに驚くことに、歯の噛《か》み合わせまで変わってきます。

中高年の人の中には、背中が「く」の字に湾曲している人がいますが、湾曲の原因は足に合わない靴の場合が多いとみられます。太めの靴を履き続けることによって、歩き方のバランスが崩れるからです。

ひざ痛の人と、合わない靴を履いた人の歩き方は同じ

高齢の女性が、明らかにひざの痛みを抱えているとわかる歩行しているのをみかけることがあります。

後ろ姿を見ると、たとえば、右足は外側へ倒れ、左足は内側へ倒れています。靴のかかとは、右足は外側が減り、左足は内側が減っています。O脚気味に脚を開いています。

そして、肩を左右にゆすりながら歩いています。

この女性は、ひざ痛があるからこのような歩き方になっていますが、足に合わない靴を履いていることがそれを助長しています。

あるいは、そもそもの原因は、足に合わない靴を長年履き続けたことにあったとも考えられます。

ひざ痛の人と足に合わない靴を履いている人は、同じような歩き方をします。

それは、脚や腰のバランスが崩れているということです。上体を左右にゆすり、肩も大きく左右に傾くような歩き方をしていると、今はひざに痛みはなくても、先々にはひざ痛を引き起こすリスクが十分あるということです。

合う靴にすれば、ひざに水がたまらなくなる

変形性膝関節症が進むと、ひざに水がたまってくることがあります。

水といいますが、正確には関節液（滑液《かつえき》）です。滑膜《かつまく》では関節液の産生と吸収が行なわれます。

変形性膝関節症ではひざ関節に炎症が生じます。炎症が起こると、関節液が多くなります。これが、いわゆる〝ひざに水がたまる〟といわれる状態で、関節包が膨張《ぼうちょう》し、ひざの激しい痛みの原因となります。

増加した関節液は本来の機能が失われ、文字どおり水のようになってしまいます。筋力

が低下してきて、ひざを伸ばす動きがしにくくなります。その状態が続くと、ひざは少し曲がってしまい、それが常態になってしまいます。

たまった水は整形外科で抜くことができますが、またすぐにたまってきます。「抜くからなお、もっとたまってくる」などといいますが、抜くからではありません。一度膨張した関節包は、袋がゆるんでしまうため、膨張しやすくなるのです。

また、変形性膝関節症を発症したそもそもの原因も解消されていないため、炎症も改善しないし、水もたまるわけです。

変形性膝関節症で慢性的にひざの痛みがある人が足に合う太さの靴に変え、歩行のバランスが整うと、ひざの痛みが改善して、ひざに水がたまらなくなります。その理由は、ひざの関節にかたよった負担がかからなくなり、炎症が起こりにくくなるからです。割れた半月板が関節包を圧迫することがなくなるので、痛みは起こらなくなります。

変形性膝関節症の一般的な診断と治療法 ——ひざと靴の気になる話①

変形性膝関節症は通常、X線撮影で診断できます。軟骨の部分はX線写真に写らないため（47ページの写真を参照）、骨同士のすき間の開き具合や骨の形を、医師は観察します。

関節リウマチなどの他の病気が疑われる場合には、血液検査や関節液検査を行なうこともあります。

また、関節軟骨や滑膜、靱帯、半月板などの状態を把握するために、MRI（磁気共鳴画像）による検査を行なう場合もあります。

治療法には大きく分けて、手術をせずに運動や薬で症状を緩和させる保存療法と、手術療法の2種類があります。

まず取り組みたいのが、保存療法にあたる運動療法と、痛みへの対症療法の基本となる薬物療法です。

薬物療法は、ひざ関節に起きた炎症を消炎鎮痛剤《しょうえんちんつうざい》で抑える方法があります。湿布や軟骨などの外用薬の他、さらにヒアルロン酸ナトリウムを関節の中に直接注射する注射療法があります。

ヒアルロン酸の注射の効果は、整形外科学会では否定されています。一部では軟骨が再生するといわれていますが、そのようなことはありません。

しかし、局所の痛みの緩和には効果があります。麻酔を使うので、麻酔の効果もありますが、ヒアルロン酸だけでも痛みを取る効果があります。ただし、効果は一時的で、治るわけではありません。

手術は、関節温存術と人工膝関節置換術に分けられます。関節温存術には関節鏡下《きょうか》手術や骨切り術があり、変形が軽度な場合や比較的若い人に行ないます。

人工膝関節置換術は、変形した関節を人工関節に置き換える手術です。関節の変形が重度の場合に対しても、痛みの改善効果があります。ただし、耐用年数（平均15〜20年）に限りがあることに問題があります。

第3章

本当のピッタリ靴で「痛まないひざ」にする

歩行を正し、ひざを元気にする

足に合った靴は「よい歩き方」を教えてくれる

ここまで読んでくださったら、おわかりかと思いますが、靴は歩き方を決めます。それは、言い換えると、靴は歩き方を学習する方法のひとつだということです。つまり、**足に合う靴が歩き方を教えてくれる**ということです。

歩き方については、「正しい歩き方」とか「美しい歩き方」などの言い方をしますが、正しい歩き方というものは存在しないでしょう。一方、美しい歩き方は、「バランスがとれた歩き方」といえるかもしれません。

バランスがとれた歩き方は、歩くとき、特定の部分にかたよって力がかからない歩き方です。正しい歩き方や美しい歩き方の講座では、たとえば次のように指導します。

「まず、姿勢をよくすることが大事。あごを引き、腹筋を使って、おなかをへこますと、自然に姿勢がよくなります。体の重心を前に置き、視線は斜め上方に向け、腕を振り、歩幅はあまり広くせずに歩きます。かかとから着地したら、親指の付け根に向かって足裏全体を使って重心移動します。そして、つま先で蹴り上げ、前に進みます」

歩き方はひとつではなく、いろいろな方法がありますが、どういう歩き方であれ、それを完璧に身に付けるには、相当な努力が必要でしょう。

ところが、履き物は、それを履くだけで、その履き物にふさわしい歩き方を教えてくれます。かつて、日本人の履き物は草履《ぞうり》や下駄《げた》が主流でしたが、草履には草履に、下駄には下駄にふさわしい歩き方があります。草履と下駄では歩き方は違いますが、それぞれで歩き方を変えていたのです。それは履くことによって身に付くものです。

現代の履き物（外履き）は靴で、靴は歩き方を教えてくれます。足にピッタリ合う靴を履いて歩くと、体のバランスがとれ、背も伸びて姿勢がよくなります。手も、だらりと下げたままではなく、振るようになります。

一方、足に合わない太い靴を履いて歩くと、体のバランスが崩れ、姿勢も悪くなります。足に合わない靴は、よくない歩き方を身に付けさせるのです。

足に合う靴はバランスのよい歩き方を教えてくれる――このことをしっかり認識しましょう。

合う靴に変えれば、足の傾きは修正される！

歩くとき、外（回外《かいがい》）あるいは内（回内《かいない》）への動きが強いと、ひざ痛の原因となります。回外、回内の過度な動きを助長する原因になっているのが、足に合わない、太い靴であることは、2章で説明しました。

靴が歩き方を決め、歩き方によって、ひざの痛みが引き起こされます。

それでは、回外、回内への強い動きを抑えるにはどうすればよいのでしょうか。

その答えはもうおわかりでしょう。足に合う靴に取り替えればよいのです。太くない、ジャストフィットの靴です。そういう靴に変えることで、いきすぎた回外、回内の動きが抑えられ、脚の動きも変わります。じつはほんとうに簡単なことなのです。

「変形したひざ」の痛みは、靴で改善できる

足に合う、ジャストフィットの太さの靴に変えるだけで、ひざの痛みは起こらなくなりますが、変形してしまったひざの器質的変化（もとに戻らないような変化）が治るわけではありません。変形性膝関節症《へんけいせいひざかんせつしょう》は、ひざ関節の軟骨《なんこつ》がすり減り、次第に変形し、痛みや炎症を起こすといわれます。

つまり、痛みが起きているひざ関節は、器質的変化があります。足に合う靴に変えても、器質的変化が治るわけではありません。それなのになぜ、ひざの痛みが改善するのでしょうか。

それは、足に合う靴を履くと、歩行のバランスがとれるので、ひざの特定部分にかたよっていた圧力がかからなくなるからです。

たとえば、回外へ傾く力が強く、ひざの内側に力がかかり、ここに痛みが出る人の場合、

足に合う靴に変えることで、ひざの内側にかたよって力がかかりません。だから、痛みが起こらなくなるのです。

また、変形性膝関節症の人では、ひざに水がたまることがあります。この場合も、足に合う靴に変えることで痛みは起こらなくなります。

しかも、ひざに水がたまらなくなるのです。これはいったいどうしてでしょうか。

水（関節液）は、変形性膝関節症などによって炎症が起きると過剰《かじょう》につくられます。足に合う靴に変えると、歩行時のバランスが整うため、炎症が起こらなくなります。そのため、当然ですが、水もたまらなくなるのです。

足に合う靴を履けば、外反母趾も改善！

足に合う太さの靴に変えると、歩くとき、回外または回内の傾きが改善されます。

すると、靴の中で足が正しく使えるので、外反母趾《がいはんぼし》の痛みや開張足《かいちょうそく》、浮き指、ハンマ

足に合った靴を履いて外反母趾が改善された患者の足

〈2012年〉（改善前）

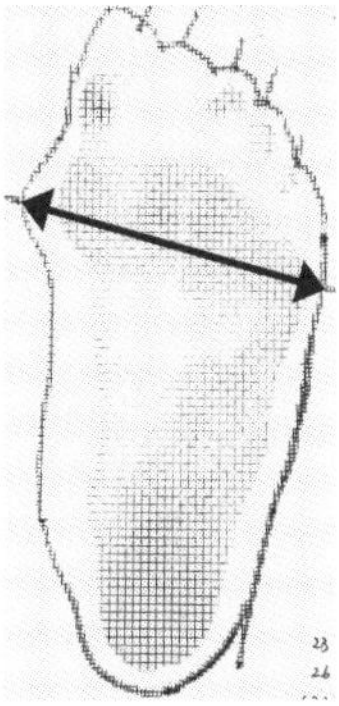

〈2017年〉（改善後）

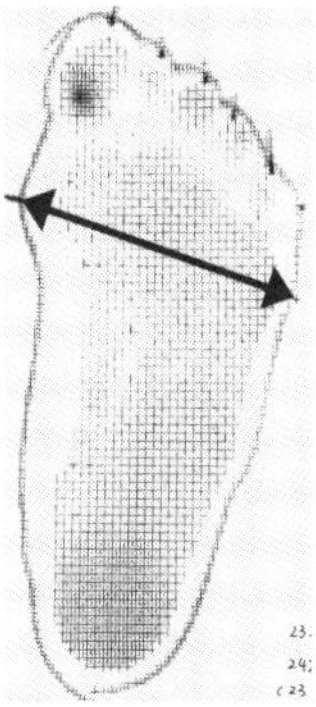

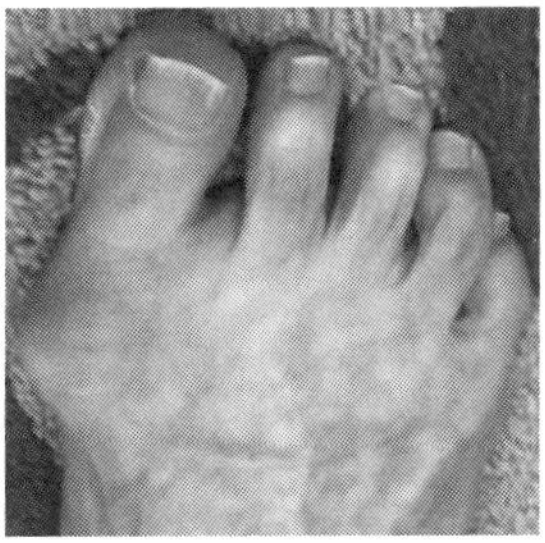

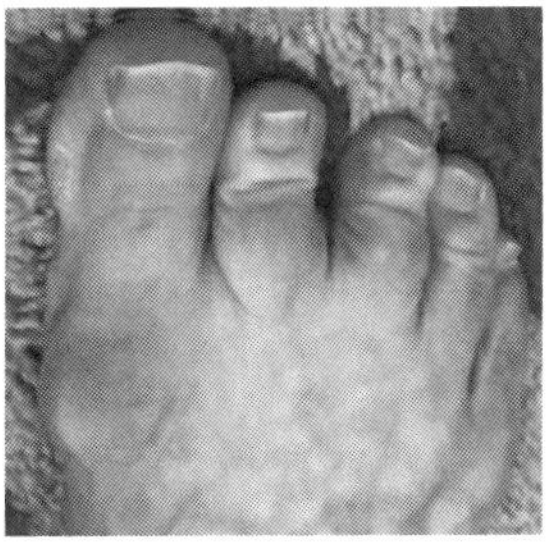

	改善前	改善後
〔足長〕	231ミリ	232ミリ
〔足囲〕	261ミリ	242ミリ
〔足幅〕	111ミリ	102ミリ

曲がっていた母趾（親指）がまっすぐになっており、
足囲・足幅も細くなっているのがわかる

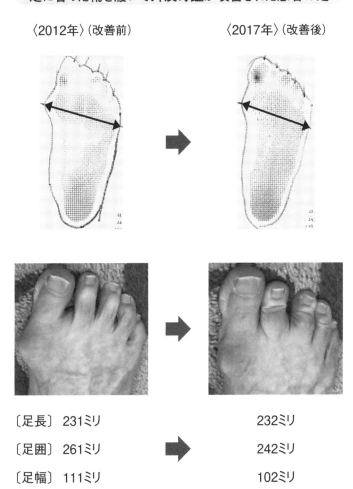

ートゥ、内反小趾《ないはんしょうし》など足の異常が改善してきます。

外反母趾で、指が痛いといっている人に、以前履いていた靴よりも細い、ピッタリした靴を履いてもらうと、みな口をそろえて「痛みが減った」といいます。

ピッタリした靴のほうが確実に痛みは少ないのです。中足部《ちゅうそく》（甲の部分）がピッタリしていなければなりませんが、ただし、つま先はゆとりが必要です。

外反母趾の人は親指が曲がっていますが、それを助長しているのが太く、ゆるめの靴です。ピッタリの靴にすると、中足部、甲の部分がホールドされ、指は広がるので、痛みが緩和・解消されます。時間はかかりますが、外反母趾による変形が治ることもあります（83ページ参照）。

スポーツでケガをしやすい子どもは靴に注意！

私のところへ診察に訪れる人の中には、子どもも一定数います。

その中には、クラブに入るなどして、スポーツに励んでいる子どもがいます。その中には、よくケガをする子がいます。

ケガといっても、競技中や練習中に大きな事故が起きてケガをしたというのではありません。走ったり、ボールをとったりと、競技や練習で普通の動きをしているとき、いつの間にか、足や足首を痛めたりするのです。

スポーツ時や運動時に足にケガをしやすい場合、靴が影響していることが多いのです。

こうした子どもの靴をみると、太すぎてサイズは合っていないし、しかも、かかとはかたよってすり減り、全体的に変形しています。そして、その靴を履いて歩いてもらいますが、体のバランスはとれていません。

そこで足のサイズを測定し、ピッタリ合う靴を選び、その靴を履いて歩いてもらいます。

そうすると、今度は体のバランスがとれ、姿勢もよくなり、しかも歩く速度も速くなります。

そして、「この靴に変えて、1か月後にまた診察においで。もうケガをすることはないと思うよ」と伝えます。

1か月後に再び診察に来たとき、聞いてみると、スポーツ時にケガをすることがなくなったといいます。

ケガをしやすいのは、足に合わない靴を履いているために、足、脚のバランスが崩れるからです。足が横に倒れたり、かかとをひねったりして、ケガをします。

大人の場合も同じです。たとえば、歩いたり走ったりしていて、足が横に倒れ、くじいてしまうことがありますが、それは回外への動きが強いからです。外への動きが強いと、かかとは外側が減ります。足に合わない太さの靴を履いていると、外側への動き、傾きがいっそう大きくなるため、足が外に倒れやすくなるのです。

適正な太さの靴を履き続けると、足が細くなる

これまで足に合わない太い靴を履いていた人が、適正な足にピッタリ合う靴に変えると、

やがて足が細くなる人がいます。

どういうことかというと、太い靴を履いていると、足が太くなる傾向があります。

なぜなら、歩くときには足に荷重がかかるからです。重みを受け、着地時に足は広がります。それを防いでくれるのが、じつは足にピッタリ合っている靴です。甲をしっかりホールドしてくれるので、足が広がりません。

とくに、外反母趾の人はほとんどが開張足を伴っており、足が広がっています。また、一般に年をとるほど、足は広くなります。さらには、足が柔らかい人も、太くなりやすい傾向があります。

それが、足に合う靴に履き替えることで、歩行時、足は過剰に横に広がらないようにホールドされます。

いつもこのような状態におかれることで、足が広がることにブレーキがかけられます。

そして、2年、3年たつと、平常時の足の太さが細く、スマートになり、形がよくなるのです。

また、前述したように、外反母趾の変形が改善してくる人もいますし、内反小趾の変形が治ってくる人もいます。

足に合う靴には、足の形をスマートにする効用もあるのです。

「腰痛」と靴との意外な関係とは

整形外科的な痛み、こりなどの症状のうち、日本人にもっとも多いのが腰痛です。日本整形外科学会の調査では、全国に腰痛を抱えている人は3000万人にのぼると推計されています。

腰痛は、原因となる病気が明白な場合もあります。腰椎椎間板《ようついついかんばん》ヘルニアや腰部脊柱管《ようぶせきちゅうかん》狭窄症《きょうさくしょう》、脊椎《せきつい》の骨折、腫瘍《しゅよう》、感染症、子宮筋腫《きんしゅ》、尿管結石、腹部大動脈破裂などによって起きる場合で、これらは特異的腰痛とよばれます。

腰痛症全体に占める特異的腰痛の割合は15％程度です。

残りの85％は、検査をしても原因が特定できないいわゆる〝腰痛症〟で、非特異的腰痛とよばれます。

非特異的腰痛は原因不明ということになっていますが、慢性的に非特異的腰痛のある人の患部は筋肉が収縮《しゅうしゅく》し、血液循環《じゅんかん》は低下しています。

この原因として考えられるのが、体のバランスの崩れです。体のバランスが崩れるということは、骨格のバランスも崩れるということです。その結果、筋肉（骨格筋）のバランスも崩れ、筋肉が収縮し、血液循環は低下します。

体のバランスが崩れる原因はいろいろありますが、足に合わない靴もそのひとつです。

2章で述べましたが、足に合わない靴を履き続けることによって体のバランスが崩れると、ひざの痛みだけでなく、全身の痛みやこり、不快感を引き起こすことになります（70ページ参照）。そのひとつが腰痛です。

足に合う靴を履くことによって体のバランスが整うと、骨格のバランスも整ってきて、筋肉のアンバランスも解消します。その結果、血液循環も促進し、腰痛が改善してきます。

また、ひざの痛みと腰痛の関係では、ひざが完全に伸びない状態が続くと、ひざは曲がったままになります。その状態で歩くと腰に負担がかかるため、腰痛を引き起こしたり腰痛を悪化させたりすることになります。

腰痛は日本人の成人にとって、非常にポピュラーな症状です。いわゆる慢性の腰痛症に対しては、ストレッチや骨格調整などさまざまな方法がありますが、靴は盲点《もうてん》になっているのではないでしょうか。

第４章

知らなかった足と靴の意外な真実

カラダに負担をかけない靴とは

日本人の足は本当に「甲高幅広」？

昔から日本人の足は「甲高幅広《こうだかはばびろ》（甲高段広《だんびろ》）」といわれてきました。こういう言葉があること自体、日本人は甲が高く、足が太かったことの証明かもしれません。とはいえ、そういう事実を示すデータはないようです。

かつては、自分の足の特徴を、「ぼくの足は甲高幅広だから」などという人がけっこういたようですし、今でもいるようです。

どうして甲高幅広だと思い込んでいるのかはわかりませんが、欧米製の靴を履いたときに窮屈《きゅうくつ》に感じたため、自分の足は甲が高く幅が広いものだと思い込んだのがはじまりかもしれません。それは西洋人の足と比べると、甲が高く幅が広かったのでしょう。

それでは、今の日本人の足はどうなのでしょうか。本当に甲が高く、幅が広いのでしょうか。

じつは、過去は別にして、現代の日本人の足はけっしてそうではありません。㈱アシックスが調査した結果によると、日本に比べて英国や米国のほうが甲は高いことが判明しています。また、両国に比べると、日本人のほうが扁平足《へんぺいそく》の人が多いこともわかったとのことです（『足と靴の科学』日刊工業新聞社・２０１３年）。

西洋人は日本人よりも身長が高いのですが、背が高い人ほど足の幅は狭くなる傾向があります。

現代の日本人は西洋人よりは幅は広いものの、戦後身長が伸びてきたことから、足が長くなったぶん、相対的に細くなったのではないでしょうか。

靴のサイズ表示。「長さ」と「太さ」の見方

靴のサイズのことについて、正確な知識を持っている人はほとんどいないようです。

靴のサイズは、足部の長さだけでなく、足部の太さも考慮して決めています。日本の靴

JIS規格が示す足の計測位置

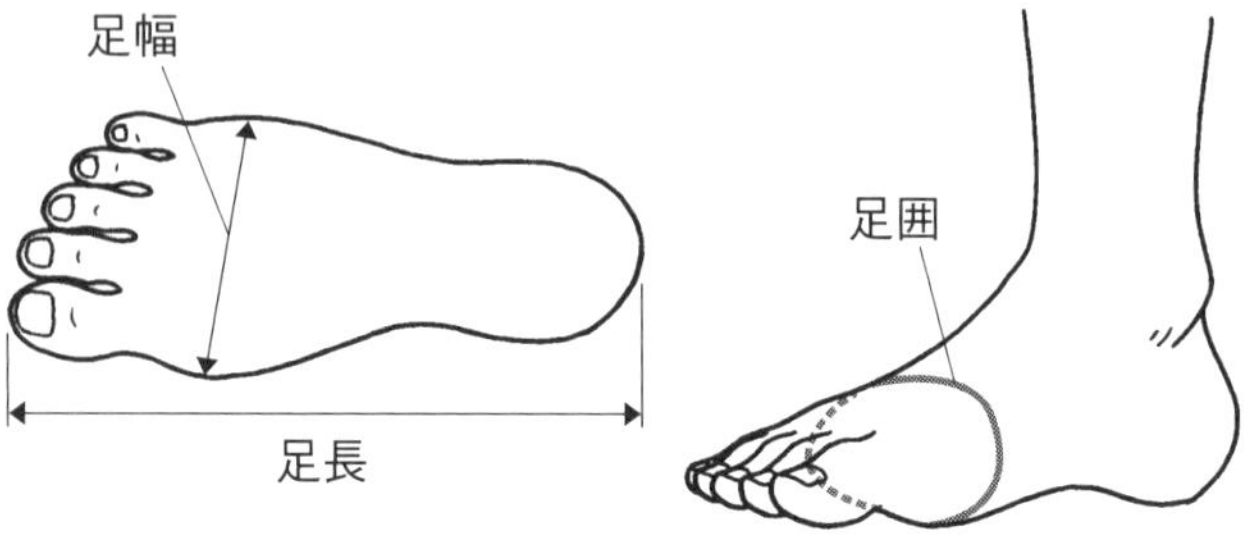

足長…かかとの末端から一番長い足の指までまっすぐ伸ばした距離
足幅…親指と小指の付け根の出っ張っている部分を結んだ直線
足囲…足幅の周囲をぐるっと一周させた長さ

のサイズについては、JIS規格（日本工業規格）があります。この規格に基づいて、足の長さ（足《そく》長《ちょう》）と太さ（足囲《そくい》・足幅《そくふく》）、または足長と足幅の2か所の寸法で表示しています。

長さは、足の指の先端からかかとまでの距離で、センチで表示しています。

太さのサイズは、足囲と足幅を基準にしてアルファベットで表示しています。Aがいちばん細く、B、C、D、Eと太くなっていき、さらに2E、3E、4Eと続き、いちばん大きいのがF（女性靴の場合。男性はG）です。

太さについては、最近では「ワイズ」という言葉がよく使われています。ワイズは、英語の

「width（ウィドゥス）」が変化したものと思われますが、これは「幅」を意味します。足や靴について太さという場合、立体的な大きさをいいますから、幅では適切ではありません。ただし、日本では、足の太さというと、どちらかというと幅を指しているような気がします。

以上のように混乱していますが、こうした理由から本書では、足囲と足幅の両方を含めて「太さ」という用語で統一しています。

ちなみに、日本靴医学会では現在、靴に関する用語の統一を進めているところです。

ＪＩＳ規格では、長さは女性用、男性用、子ども用とも、いずれも5ミリきざみです。巻末にＪＩＳ規格の表（女性用、男性用）を載《の》せてあります。たとえば、女性用の規格表を見てください。

長さがいちばん短いのが19・５センチで、太さはAからFまで９段階に分かれています。Aは、足囲１８３ミリ、足幅76ミリです。それがBになると、足囲１８９ミリで、足幅は78ミリです。

つまり、1段階上がるごとに、表の数は足囲は6ミリ、足幅は原則2ミリ、大きくなります。

日本人の平均的な太さは「E」です

日本人の足は実際、自分で思っているほどには太くありません。

それは調査データからも明白です。

私が成人女性約4000人の足囲（体重をかけたとき）を計測した結果、該当するサイズでいちばん多いのは40歳未満ではEで、40~59歳は2E、60歳以上は2E・3Eでした。

これまで3万人の患者さんの足を診てきた経験から、3E以上が適正サイズの人は、10人に2~3人程度で多くはEが適正サイズでした。

しかし、これまで私が診てきた患者さんたちが履いているサイズは、年代に関係なく3Eが圧倒的に多かったのです。

Eが適正サイズなのに、３Eを履いているのです。2サイズも大きい靴を、です。

男性の場合も、私は調査したことはありませんが、標準はEサイズといわれています。しかし、市販の靴でいちばん多いのは3Eであることからわかりますが、実際に履かれているサイズでいちばん多いのは3Eなのです。

これはどういうことでしょうか。

ジャストサイズはEなのに、本人は3Eだと思い、3Eを履いているということに他なりません。

その根底には、「自分の足は幅広（太い）」との思い込みがあります。

そして、甲高・幅広という思い込みとともに、「きつい靴はいや」という感情や意識があります。

また戦後、日本人の足は細くなってきたという仮定に立つと、それなのに市販の靴で3Eが多いということはメーカーが旧態《きゅうたい》依然《いぜん》として、実情にそぐわないサイズの靴をつくり続けているといえるでしょう。

自分の足の正確な寸法を知っていますか？

「あなたの足は何センチ？」と聞かれると、多くの人が「私は23・5センチかな」「ぼくは26センチ」などと答えるでしょう。中には太さに関して知識があり、「23・5センチの3E」とか、「26センチの4E」などと答える人もいます。

しかし、そのサイズはたいてい、足の寸法ではなく、靴のサイズです。

自分の足のヌード寸法、つまり長さ、足幅、足囲を知っている人はほとんどいません。

わかっているのは、ふだん履いている靴のサイズで、それがあたかも自分の足の寸法のように思っているのです。

「自分の足は23・5センチの3E」「26センチの4E」などと、決まりきったことであるかのように、それを根拠にして靴を選びますが、自分の足の正確な寸法を知らないままの選び方って、おかしいと思いませんか。

自分の足に合う靴をみつけるためにはまず、自分の足の正確な寸法を知ることです。ほとんどの人が自分の足の寸法を測ったことはないと思いますが、足に合うサイズの靴選びの第一ステップとして、まず自分の足の正確な寸法を知ることからはじまります。

「自分で足のサイズを測るなんてできるのだろうか」と思うかもしれませんが、できます。基本的に特別な器具や道具も必要はありません。

測定すると、「えっ、私の足って、思っていたより細いんだ」など、自分で思い込んでいたサイズと違うことにきっと驚くかと思います。

足の太さは、体重をかけたときと、かけないときで違う

足の寸法は、体重をかけたとき（荷重位）と、体重をかけないとき（非荷重位）の両方を測るのが私の計測方法の原則です。

たとえば、メジャーがあれば、あぐらをかいて、足の長さも足幅も足囲（外周）も自分

で簡単に測ることができるでしょう。

しかし、それだけでは意味はありません。太さ（足幅・足囲）については荷重位と非荷重位のふたつを測定することが鉄則であり、かつ重要です。その理由は、体重がかかったときと、かからないときでは、足の太さが違ってくるからです。

歩行時、着地するときは体重がのりますし、蹴り上げた足は宙に浮いています。体重がのったときには足は太くなっていますし、宙に浮いたときには足は細くなります。つまり、歩くとき、足は太くなったり細くなったりをくり返しているのです。

ですから、靴選びはこの点を考慮しなければなりません。靴選びの方法とポイントについては、次の5章で説明します。

足には「柔らかい」「硬い」という性質がある

荷重位と非荷重位の両方を測定する意味は、もうひとつあります。

それは、足は、柔らかさ・硬さに個人差があるからです。足が柔らかい人がいれば硬い人もいますし、その中間の人もいます。その違いは、体重がかからないときと、かかったときの、足囲や足幅の寸法の差にあらわれます。

体重がかかったときは、かからないときに比べ、足は太くなりますが、硬い足の場合はあまり太くなりません。

ところが、柔らかい足の人の場合、足囲は15～20ミリも違ってきます。私が診てきた患者さんの中で、体重がかかったときと、かからないときの差が、最大なんと43ミリもある人もいました。

先ほども述べましたが、靴の太さは、1サイズ上がるごとに、足囲は6ミリ、足幅は原則2ミリ、大きくなります。

つまり、柔らかい足の場合、体重がかからないときと、かかったときでは、靴のサイズに当てはめると、足囲は3段階も違うのです。

自分の足が柔らかいのか、それとも硬いのか、あるいは中程度なのかを、知っている人はほとんどいないでしょう。そもそも、人によって足の柔らかさ・硬さが違うなど、考えたこともないのではないでしょうか。

足の柔らかさ・硬さは、靴のサイズ選びの際、とても重要です。とくに深く関係するのが、柔らかい人の場合です。

前述したように、柔らかい人の場合、体重をかけないときと、かけたときで足囲が大きく違います。そのため、同じ靴でも、静止しているときと歩いているときで、フィット具合がかなり変わってきます。このことは、靴のサイズ選びに影響してきます。

開張足《かいちょうそく》の人は、足が柔らかく、そのことが開張足になる一因です。開張足の足は、体重がかかるととくに広がりやすいのです。

3E、4Eの太い靴が合うという人は、ほぼ開張足です。

ところで、なぜ、柔らかい足と硬い足があるのかと、不思議に思うかもしれませんね。それは、体が柔らかい人と硬い人、関節が柔らかい人と硬い人、筋肉が柔らかい人と硬い人がいるのと同じことです。関節、筋肉の柔らかい・硬いには個人差があります。

男女の比較では、女性は男性よりも足が柔らかいのですが、それは関節や筋肉が柔らかく、頑健《がんけん》ではないからです。

柔らかい足は、関節や靭帯《じんたい》が頑健ではないため、合わない靴によるトラブルは、硬い足の人よりも起こりやすくなります。

柔らかい足の判断の目安とは

靴のサイズ選びで、足が柔らかいか硬いかは重要ですが、その理由のひとつは、同じようにピッタリの靴でも感じ方が違うからです。

柔らかい足の人は、足にピッタリ合う靴を履いても、硬い足の人ほど窮屈に感じないという特徴があります。

なぜなら少々小さめのサイズにも適合できるからです。横に伸び縮みしやすいというと、わかりやすいでしょう。

一方、硬い足の人は、あまり伸び縮みしません。だから、足にピッタリ合った靴を履くと窮屈に感じ、長時間履き続けることに耐えられない場合が多いのです。

足が柔らかいか、それとも硬いかの判断の目安としては、**荷重位（体重をかけた場合）、非荷重位（体重をかけない場合）の足囲の違いが20ミリ以上ある場合は、柔らかい足と考えてよい**でしょう。

柔らかい足は靴の形に合わせていくらでも変形するため、小さいサイズの靴やつま先の形が先細りになったものでも納まり、履けてしまいます。このため、靴屋さんなど専門家のあいだでは、こうした柔らかい足は「殺しがきく足」ともいわれています。

足のサイズを測ってみよう！

それでは実際に足のサイズを測ってみましょう。まず準備するものとしてＢ４ぐらいの白い紙とボールペンとメジャーを用意してください。

荷重位と非荷重位のふたつを測定します。

【荷重位での測定】

荷重位では、足長と足幅、足囲の3つを測定します。

・足長

できれば、パートナーや家族などに手伝ってもらうとよいでしょう。姿勢を正しくして、まっすぐ立った状態で測ります。

まず、片方の足を紙の上にのせ、両足に均等に体重をかけて、足の周囲をなぞっていきます。

自分で行なう場合は、ひざを折らないとできませんが、なるべく体重が一方にかたよらないようにしましょう。

次に、もう一方の足の外周をなぞります。

左右の足型をとったら、左右それぞれ、いちばん長い指の先端からかかとの末端を結ぶ線をボールペンで引いてください。この長さが足長です。メジャーで測定します。

・足幅

立った状態で測ります。

親指の付け根にある出っ張っているところと小指のつけ根にある出っ張っているところを結んでください。その線の長さが足幅です。その長さをメジャーで測ります。

ちなみに、親指の付け根の出っ張っているところがMP関節（57ページの図参照）で、歩くときに曲がるところです。

・足囲

足囲はメジャーで測ります。

まっすぐ立った状態で測ります。

自分で測ると、体重がかたよってかかります。パートナーや家族などに測ってもらうと、正確に測れます。

親指と小指のMP関節をつなぐ直線にメジャーを当て、水平に足の裏へと一周させた距離が、足囲の寸法です。

荷重位の計測方法

- まっすぐ立った状態にして測ること
  (できればパートナーや家族に測ってもらうとよい)

〈足長〉〈足幅〉

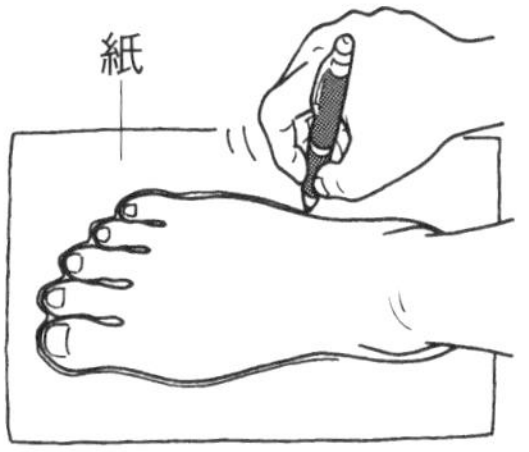

片方の足を紙の上にのせ、周囲をボールペンでなぞっていく

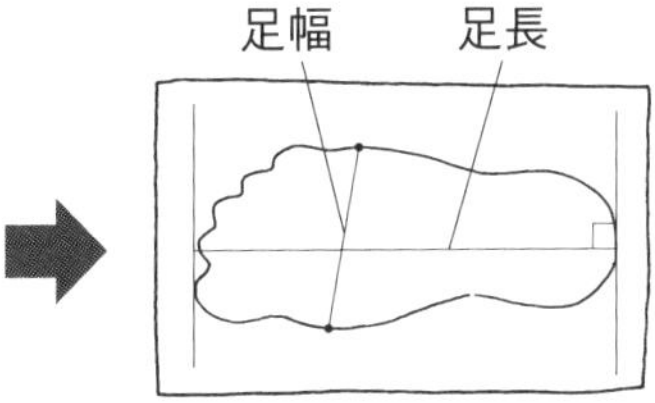

足長…かかとの中央部を基準にして、もっとも長い足の指先の位置まで垂直に線を引く
足幅…親指と小指の付け根の出っ張り(MP関節)を結び、直線を引く

【計測時の注意点】

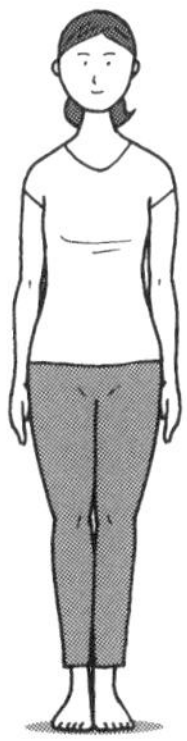

片足に体重が寄らないように、まっすぐ立った状態で測ること

〈足囲〉

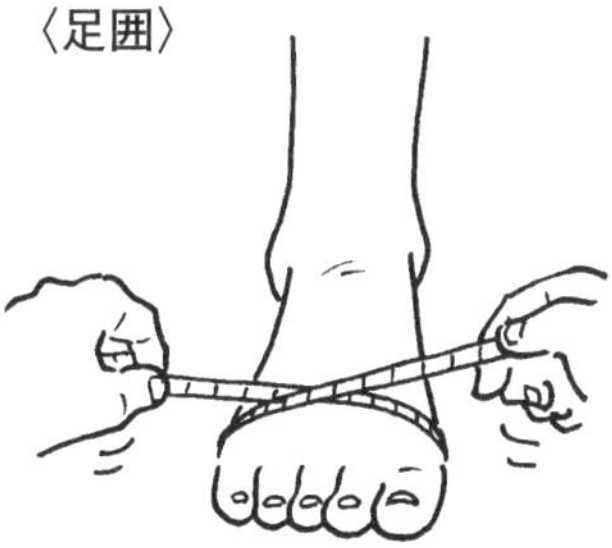

足の親指と小指のMP関節をつなぐ直線にメジャーを当て、水平に足の裏へと一周させる

非荷重位の計測方法

・イスに座った状態のまま測ること

〈足囲〉

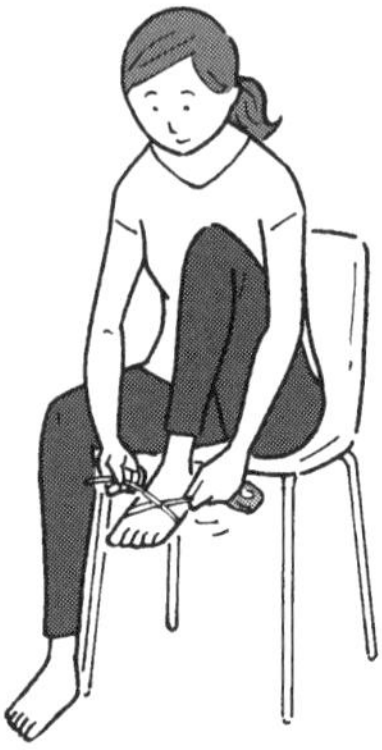

イスに座り、測定する足のひざを立て、足を浮かせた状態にする

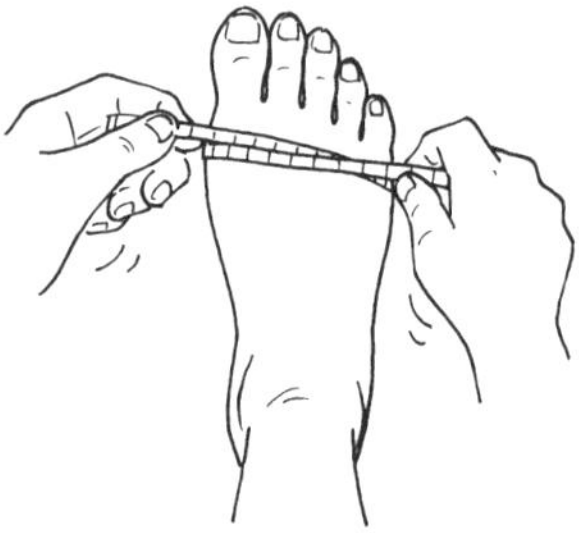

荷重位と同様に、足の親指と小指のMP関節をつなぐ直線にメジャーを当て、水平に足の裏へと一周させる

【非荷重位での測定】

非荷重位では、足囲のみ測定します。足長は最大値を測らないとつま先が当たる可能性があるため、測りません。

また足幅は専門の計測器が必要なため、専門家に測ってもらうことをおすすめします。

イスに座った状態で測ります。

・足囲

足囲は、メジャーで測ります。紙は不要です。

イスに座り、測定する側のひ

ざを立て、足を浮かせた状態で測ります。

足の親指と小指のMP関節をつなぐ直線にメジャーを当て、水平に足の裏へと一周させた距離が、足囲の寸法です。左右、それぞれ測定します。

ちなみに、足長や足幅は、市販の計測器を用いると簡単に測定できます。便利ですが、足囲は測定できません。また、現在では、スマホのアプリケーションを使って足形や足長、足幅を測定することもできます。

加齢とともに、足の太さは増す

足の大きさは、成人後、変わらないわけではありません。たとえば、太ると、足の太さは広くなるし、やせると細くなります。

この章の96ページでも述べましたが、日本人女性の適正な靴の太さは、40歳未満ではEで、40～59歳は2E、60歳以上は2E・3Eです。

このデータからも、年齢による足の太さの違いは顕著《けんちょ》で、40歳から1サイズ大きくなり、60歳ではさらに1サイズ大きくなります。

これは年とともに足は広く、太くなるということに他なりません。

その原因は横のアーチが崩れてくることにありますが、横のアーチの崩れを助長するのが足に合わない太い靴なのです。

弥生人の足は大きかった！

人間の足の形や大きさは、時代によって変わってきています。

静岡県にある登呂《とろ》遺跡は弥生時代の農村・水田《すいでん》遺跡で、1950～52年（昭和25～27年）にかけて発掘され、住まいや高床《たかゆか》倉庫のほか、大規模な水田跡や木製の農具・器具などが出土しました。

その水田の遺跡に弥生人の足跡が残っています。足形は逆三角形で足先のほうが大きいのですが、かかとも太いのです。日本人の足は甲高幅広だといわれてきましたが、それは農耕に従事した歴史を反映しているのかもしれません。

ところが、現代の若い人は、足型をとるとわかりますが、前足部《ぜんそく》もかかとも広がっていない、細長い形をしています。

ちなみに、現代でも大相撲の力士は、足先もかかとも広い、弥生人のような足形をしています。四股《しこ》を踏み、足の指で土俵をつかみ、すり足で相撲をとるからでしょうか。

背が高くなるほど、足は細くなる

日本人と欧米人の足の太さを比べると、日本人のほうが広いのですが、その理由は身長が低いからです。じつは、**足は背が高くなるほど細くなります。**

日本の女性の平均的な太さはEサイズで、アメリカの女性の平均はBサイズです。

前の項で、現代の日本人は足が細くなってきたと述べましたが、背が高くなってきたことがその要因のひとつかもしれません。

国民健康・栄養調査による計測値では、男性の平均身長は、1950年の160・3センチから2010年の171・5センチへと10センチ以上、7・0%の伸びです。平均身長がこの間一貫して伸びている姿が印象的です。

一方、女性の平均身長も、同時期に、148・9センチから158・3センチへと、やはり10センチ近く、6・3%の伸びであり、男性と同様、一貫して伸びています（ただしその後、男女とも、身長の伸びは止まり、ほぼ横ばい状態が続いています）。

あるいは、現代の生活が農耕のように足を使う生活から離れたことも関係しているかもしれません。仕事も肉体労働を伴う職業が減ってきて、全体的に軽量化しています。力士の足が弥生人の足型に似ていることからも、そういう面もあるのではないでしょうか。

また、日本人の足が欧米人に比べて太い理由はもうひとつ考えられます。

それは、ピッタリ合うサイズよりも太い靴を履いていることです。自分の足に合った適正な太さの靴を履けば、欧米人並みのもっとスマートな足になるのではないでしょうか。

合わない靴は「足がむくむ原因」にもなっていた！

1日靴を履き続けていると、夕方になると靴がきつくなってくることがあります。デスクワークの場合にも、イスに座っていて、はっきりとそれを感じることがあるでしょう。足にピッタリ合っている靴を履いていると、そうなるのがふつうです。

一方、朝は大きいと感じていた靴の場合、夕方になると足にピッタリしてくることもあります。これは誰もが経験することでしょう。足がむくむからですが、心臓や腎臓《じんぞう》に病気がない人でもふつうに起こることで、1日のうちで足の大きさ（容積）は20％も変化するといわれています。

ふつう、朝起きたときが足の大きさはもっとも小さく、日中、立ち続けたりイスに座り続けたりすると、心臓に還る下肢《かし》静脈の血液がとどこおり、疲労もたまり、うっ血してくるからです。

このとき、足に合っていない靴を履いていると、うっ血の状態は悪化していきます。先端が狭い、小さすぎる革靴、パンプスなども、このうっ血を悪化させますが、じつは足のサイズに比べて太い靴もまた、うっ血を悪化させます。

なぜ、太い靴が、うっ血を助長するのでしょうか。それは、歩くとき、足がバランスよく使われないからです。そのため、バランスをとるための筋肉が使われ、疲労が余計にたまり、むくみが助長されると考えられます。

脚の長さは、左右で同じとは限らない

自分の脚の長さは左右で同じだと、思っていませんか。同じ人はいますが、違う人も少なくありません。というより、違う人のほうが圧倒的に多く、**7〜8割の人は左右の脚の長さが違う**ともいわれます。

その理由はいろいろあります。

たとえば子どものとき、一方の脚をケガすると、その側の脚が成長しにくくなり、脚の長さが左右で違ってくることがあります。

ケガで成長しにくくなった脚は骨折が起こりやすくなります。大腿骨骨折《だいたいこっせつ》の場合は通常、手術はしません。もし手術する場合も、折れたところをピッタリくっつけてはいけません。そうすると、その側の脚がもう一方の脚よりも長くなるからです。

また、大腿骨を骨折後に細菌が患部に入ったことが原因で脚の長さが変わってしまうことがあります。

子どものときに脚を外傷で骨折すると、大人になったときにどうなっているか。これは公衆衛生学の分野の課題ですが、ほとんど研究はなされていません。

整形外科の教科書には、「左右の脚の長さが3センチ違っても問題はない」と書かれています。しかし最近では、1センチ違うだけでも、ひざを悪くする——という説も出てきているようです。

ほかには歩くとき、足のバランスがとれないと、脚に影響して、左右で脚の長さが不ぞろいになることもあります。足に合わない靴は脚のバランスを崩す原因となることから、脚の長さが違う原因の多くは合わない靴にもあるのではないでしょうか。

2021年7月〜8月にかけて夕刊紙日刊ゲンダイに、元大手スニーカーメーカーの営業本部長の連載記事が掲載されましたが、脚の長さの違いにまつわる、興味深い話が紹介されていました。

2000年のシドニーオリンピックで金メダルを獲得したマラソンの高橋尚子選手がその前年、左脚を故障したときのこと。元陸上選手のある医師が診断した結果、高橋選手の左脚が右脚より8ミリ長いことがわかりました。

そこで、靴メーカーで長年陸上選手のシューズ作成を担当してきた靴職人の方が8ミリの差をソールの厚みで調整。そのシューズを30足ほどつくり、高橋選手はその靴を履いてトレーニングをしました。

左右の脚の長さが違うと、骨盤の高さも違ってきます。骨盤の高さが左右で異なるのは、脚の長さが左右で違うことの証明です。骨盤が上がりすぎているのは、その側の脚が長すぎるからです。

脚の長さの違いが1センチ程度なら問題はありませんが、それ以上になると脚のバランスがとれなくなります。たとえば脚の長さが2センチずれている場合、整形外科ではインソールを使って靴を補正し、脚の長さを調整します。そのとき補正は、単純に短い側を2センチ長くするわけではありません。0・5センチでも1センチでも個々人によってその補正がよい、と感じる長さは違います。

さて、高橋選手の話に戻ると、驚くようなオチがあります。

高橋選手はオリンピック直前、「以前まで履いていたシューズに戻してほしい」と言い出しました。靴職人の方は悩み、小出監督を交えて高橋選手と3人で話し合い、元の靴に戻すことを約束しました。

その後高橋選手は〝元の靴〟を渡され、それを履いてオリンピックで優勝したのですが、じつはその靴職人の方が高橋選手に渡した靴は〝元の靴〟ではなく、調整した左右で高さが違う靴だったのでした。

イチロー選手はスパイクへの意識も超一流だった！――ひざと靴の気になる話②

日本のプロ野球、そしてアメリカの大リーグで華々しい活躍をしたイチロー選手は、完璧主義者としても知られていましたが、彼は試合で使用するスパイクも万全を期していたようです。

彼のスパイクは日本の某メーカーが作成していましたが、彼は4〜5試合に1回、スパイクを交換すると聞いたことがあります。

おそらく彼は、スパイクの刃のほんのわずかの削れも敏感に察知したのでしょう。そして、それがパフォーマンスに影響することも感じとっていたのだと思われます。

日本のプロ野球の選手が、どの程度でスパイクを交換しているのかはわかりませんが、一流選手ほど、道具にこだわるといいます。スパイクも、野球に必要な道具のひとつです。日本のトップ選手も、やはり頻繁に交換しているのではないでしょうか。

第5章

つらい「ひざ痛」とサヨナラ！
自分の足に合う靴の上手な選び方

「健康なひざ」を保てるかどうかは靴しだい

外出時に靴を履くのが当たり前の現代、健康なひざを保つためには、靴が非常に重要です。それは高齢の人だけでなく、ミドル世代はもちろん、若い世代にとっても大事なことです。

すでに述べたように、足に合わない靴を履き続けると、その弊害《へいがい》はやがて数年、十数年、数十年後に、ひざの痛みとなってあらわれます。

一方、足に合う靴は、足と脚のバランスを保ち、ひざを守ってくれます。

つまり、ひざを守るのも痛めるのも、靴しだいなのです。

ひざの健康を保つ決め手は、足に合う靴です。そのことをしっかり認識していただきたいと思います。

足がよろこぶ靴は、もちろん「ひも靴」！

靴は、ひも付きの靴とひもなしの靴に分けられます。

ふたつのうち、足に合う靴はどちらかというと、文句なしにひも付きです。

なぜ、ひも靴のほうがよいのでしょうか。

それは、フィット具合を調整できることに尽きます。

ショップにある靴の中から、自分の足にもっとも合う靴を選んで購入しても、その靴がパーフェクトにフィットするとは限りません。

かかとの部分が、ほんのわずかですが、大きすぎるかもしれません。また、甲の部分が、少し大きいかもしれません。そうなると、朝、出勤の際に履いて歩くとき、靴の中で足が少し前にすべってしまいます。

そして、夕方帰宅する頃になると、むくんでしまい、むしろ少しきつくなってしまうでしょうし、足に疲労感もあるでしょう。

夕方、足がむくんで靴がきつくなった場合、ひも靴であれば、靴ひもを締め直し、締まり具合を加減し、フィット具合を調整することができます。

通勤スタイルは歩きやすいスニーカーで

メンズは、革靴はひも付きがビジネス靴の基本であり主流ですが、日本ではひも靴ではないスリッポンやローファーを履く人もいます。

一方、レディースは、ビジネスマンが履く紳士靴と同じようなひも付きの革靴もあることはありますが、少なく、どちらかといえばマイナーな存在です。ビジネスの場や出勤に履く靴の主流は、ひもなしのパンプスやミュールで、ハイヒールの人もいます。

社会人にふさわしいビジネス用のファッションをしたときは、やはりパンプスなどでなければ極まらないからでしょう。

しかし現在では、ひも付きのタウンシューズもあり、出勤に履いている女性もみかけますし、スニーカーで出勤する女性もいます。けれども、都会の出勤風景をみるとまだ少数派のようです。

数年前、スポーツ庁は「FUN＋WALK PROJECT」と題して「歩きやすい服装」での通勤を奨励《しょうれい》することを発表しました。

具体的には、スニーカーやビジネスカジュアル、通気性のよいスーツなどでの通勤を想定し、すすめています。

とはいえ、洋服と靴とのコーディネートとの問題があります。

スポーツ庁は、スーツにスニーカーとの組み合わせで通勤することを推奨《すいしょう》しましたが、一般的には従来からのかちっとしたビジネススーツにスニーカーは合わないので、抵抗があるでしょう。女性も営業職で、ダークなビジネススーツを着用している場合、スニーカーやタウンシューズは合わないでしょう。

ただ、ファッションは全体的にカジュアル化してきているので、靴もカジュアルなものがマッチする方向へとシフトしつつあることは確かです。

市販の靴サイズは、どう決められている？

足の寸法というと、長さと幅と認識している人が多いようです。

足は、人によって基本的な形が違います。

まず、先端の形状が違います。また、甲が高い人もいれば、低い人もいます。足の幅が広い人も、狭い人もいます。かかとも人それぞれ違い、かかとが大きめの人も小さめの人もいます。

このように足の形状、大きさは一人ひとり違いますが、それに対して靴（既製《きせい》の靴）は一定の仕様があります。

その仕様は一般に、長さ（足長《そくちょう》）と太さ（足囲《そくい》と足幅《そくふく》）を基本にしています。

足の寸法を測定する箇所と関係しますが、靴の長さは先端からかかとまでの長さ（距離）

です。そして、足囲は、親指と小指の付け根の骨（MP関節）を水平に足の甲から裏へと一周させた距離です。

このふたつに加え、足幅（足の親指と小指のMP関節を結んだ直線の距離）の3つを基本にして、全体の形と大きさが決まります（94ページの図参照）。

ですから、基本的には、足長が長くなれば、足囲、足幅も大きくなりますし、甲やかかと部分も大きい靴になります。

靴はそういう比率のバランスのもとにつくられていますが、人の足はそれぞれ比率が異なるため、標準から外れると、甲の部分はきついけれど、かかとの部分は少し大きめ、などということになったりするのです。

靴のサイズ表記、ここに注意して！

4章でＪＩＳに基づいた靴のサイズ表示について説明をしました。靴のサイズは、靴の

2つある靴のサイズ表示

・足入れサイズで23センチと表示されている場合

・木型サイズで23センチと表示されている場合

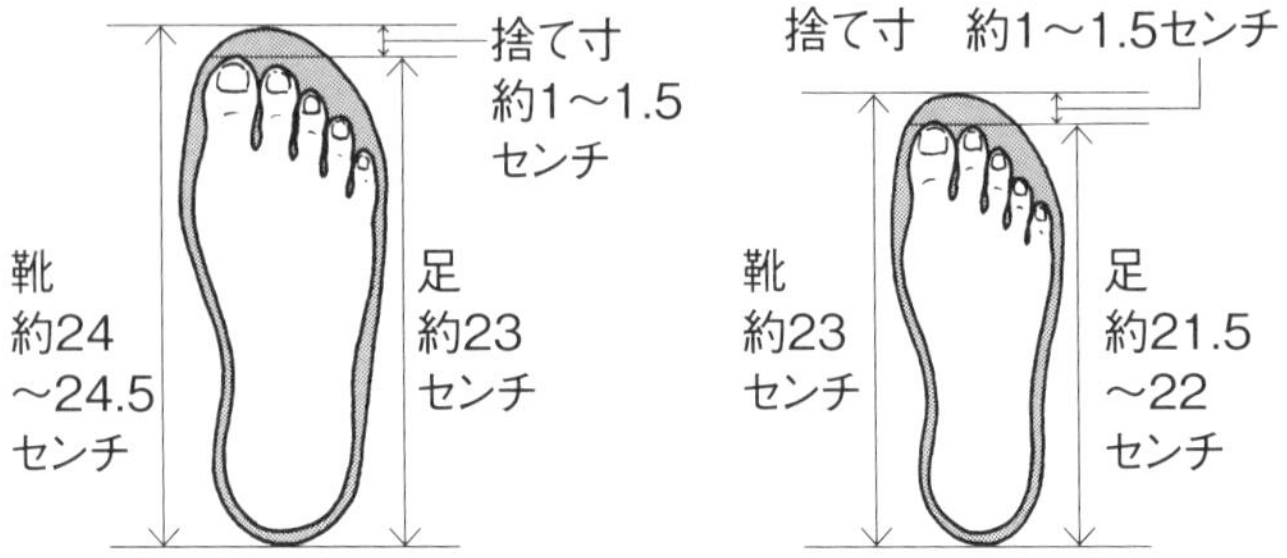

内側の長さ、足囲、足幅に基づいていますが、実際の寸法は違うことがあります。

靴のサイズ表示には、じつは「足入れサイズ」と「木型（靴型）サイズ」の2種類があります。

足入れサイズは、「捨《す》て寸《すん》」をふまえたサイズ表示になっています。

捨て寸とは、つま先に空白部分を設《もう》けることで、男性用、女性用ともに通常10〜15ミリ、捨て寸をとっています。たとえば「足入れサイズ」で足長23センチの靴の内側の寸法は、実際には24〜24・5センチ程度の長さになっています。

あなたがもし、「足入れサイズ」25センチの靴が合うとすれば、その靴の実寸は26〜26・5センチ程度ということなのです。ただ、メーカーによっては、もっと大きく捨て寸をとっている場合もあります。

一方、「木型（靴型）サイズ」に準拠《じゅんきょ》した場合、表示の足長が23センチの靴の内部の長さは23センチです。つまり、捨て寸込みの長さと解釈できます。

日本の靴の場合、一般的に革靴やパンプス、ハイヒールなどは「捨て寸」をこしらえています。捨て寸があるのは、歩行時に足が前にすべるのを見込んでいるためといわれます。

一方、スニーカーでも捨て寸をとっていますが、長さ（5ミリか10ミリか15ミリか）がはっきりしていないことが多いため、注意が必要です。

ちなみに、欧米の靴は、一般に捨て寸込みの木型表示になっています。

靴合わせは、「太さ」がいちばん重要

靴のサイズは、長さ（足長）と太さ（足囲・足幅）から決められています。

靴を選ぶ際、ふつう、まず長さに合わせます。

長さについては、適切なサイズを選ぶのにあまり苦労することはないでしょう。適正なサイズを選ぶのは難しくありません。自分の足の長さを誤って購入してしまった、ということはほとんどないでしょう。

それでは、太さについてはどうでしょうか。

太さにもサイズがあることはもちろん、Eよりも2E、2Eより3E、3Eより4Eと太くなることを知っているのに、太さにこだわる人は少ないようです。自分にとって靴が太すぎるかどうか、深く考えている人はあまりいないのではないでしょうか。きつくさえなければよい、と考えている人が多いように思えます。

自分は3Eが合っていると思い込み、無条件で3Eを選んだりします。これではいけません。**靴選びは太さこそ大事**。まず、そのことをしっかり意識してほしいと思います。

むろん、長さ（足長）はどうでもいいといっているわけではありません。

靴の足長が短すぎると、つま先が靴の先に当たり、歩くときに痛め付けられます。また、長すぎると、たとえ足が前にすべらなくても、指がきちんと使えないので、うまく歩けないでしょう。太さがフィットしても、履き心地はよくないはずです。まして、長い上に太いとなると、最悪です。

窮靴のススメ——靴は、ある程度きついものを選ぶ

足にいちばんよい靴は、かかとできっちり固定され、甲もフィットし、足が靴の中で泳がない靴です。

こういう靴は履いてみると、得てして、かなりきつく感じられると思います。とくに現代の日本人は、太めのゆるい靴が当たり前だと思っていますから、その違いに驚く人も多いのです。

しかし、歩いてみると、印象は変わります。ひざの痛みがやわらいだり、あるいは消えたりしますし、外反母趾《がいはんぼし》の出っ張った部分が靴に当たらなくなって、痛みも出てこなくな

ります。そして、何よりも歩き心地がよいことに気づくでしょう。一度履いて歩いてみると、かかとが動かないことの快適さがわかるはずです。

これはもう経験してみてはじめてわかることであって、口で説明してもなかなかわかってもらえません。

靴は、「ある程度のきつさ」がないといけないのです。その意味で私は、「窮靴《きゅうくつ》」をすすめています。ただし、誤解されると困りますが、「きつければよい」といっているわけではありません。

硬い革靴は、少しでも小さすぎたり大きすぎたりする箇所があると、足は痛め付けられ、悲鳴を上げることになります。

ところが、今のスポーツシューズなどのカジュアルな靴は、アッパー（靴の底を除いた部分）の素材にウレタンやナイロンを使っていて、伸びやすくなっています。硬い革靴とは違います。伸縮《しんしゅく》性に富んでいるので、足を通したときはきつく感じても、歩くとき、きつさはぐんと減ります。

ですから、足が入るのであれば、少々きついと感じるほうがよいのです。歩くときに足が靴の中で固定されやすいからです。

カジュアルな靴を履くことがふつうになった今、きつさのハードルはずいぶん下がったのではないでしょうか。

太めのゆったり靴では、外反母趾は悪化する！

外反母趾《がいはんぼし》の人は、出っ張った部分が当たると痛いので、つま先部分が大きい靴を好んで履く傾向があります。内反小趾《ないはんしょうし》の人の場合も同様です。

そして、全体的に太さにゆとりがある靴を好みます。

靴のプロであるシューフィッターの人の多くも、外反母趾があるとわかると、大きめの靴をすすめてくることがあります。

ところが、太い靴は、歩くときにバランスが崩れ、歩き方は不自然になります。大きければ大きいほど、その傾向は強まります。

歩行時に着地した際、足は広がります。外反母趾の人は開張足《かいちょうそく》を伴っているので、なお広がる傾向があります。内反小趾がある人も同様です。太めのゆったりした靴は、その傾向を助長します。

「外反母趾用の靴」もそうです。「ゆったりサイズで痛くない」と謳《うた》っていますが、ゆったりではダメなのです。

指の部分はある程度ゆったりしていてもいいのですが、中足部《ちゅうそく》、かかとなどはピッタリと合ったものでないといけません。それを理解してつくられている外反母趾用の靴がどれだけあるか疑問です。

かかとがピッタリ合った靴は、歩くときにかかとが固定されるので、中足部が広がりません。だから、親指も小指も靴に当たらないのです。そして、指も使えます。

実際、外反母趾や内反小趾の人に細いピッタリした靴を履いて歩いてもらうと、誰もが口をそろえて「痛みが減った」といいます。**ピッタリした靴のほうが確実に痛みは少ない**

のです。

きついから痛むのではなく、不自然な歩き方をしているから足が痛くなるわけです。そういう人でも、甲やかかとがフィットする細めの靴を履き、正しい歩き方ができる状態をつくれば、足は痛くならないのです。

長さが増せば、太さも大きくなる

巻末にあるＪＩＳ規格表（女性用）をみてみてください。

たとえば、23センチ・２Ｅを基本にして、長さがひとつ上がるごとに、足囲／足幅がどうなるかみてみましょう。

・23センチ・２Ｅ……足囲２３４ミリ、足幅96ミリ
・23・５センチ・２Ｅ……足囲２３７ミリ、足幅97ミリ
・24センチ・２Ｅ……足囲２４０ミリ、足幅98ミリ

・24・5センチ・2E……足囲243ミリ、足幅99ミリ
・25センチ・2E……足囲246ミリ、足幅101ミリ
・25・5センチ・2E……足囲249ミリ、足幅102ミリ

数字を比較するとわかりますが、長さが0・5センチ長くなると、同じ2Eでも足囲は3ミリほど大きくなります。足幅は、規則性をもって1ミリずつとは限りませんが、大きくなります。

他の部分もこの規則性にしたがっているので、サイズがひとつ上の靴では、同じ靴でも甲やかかとの部分は大きくなっています。

足に合う靴を選ぶうえでの3つの要点とは？

靴のサイズ選びの基本は、長さと太さが適正であることです。

それは、つま先に余裕があり、かかとと甲がフィットするということです。

足によい、適正な靴の条件

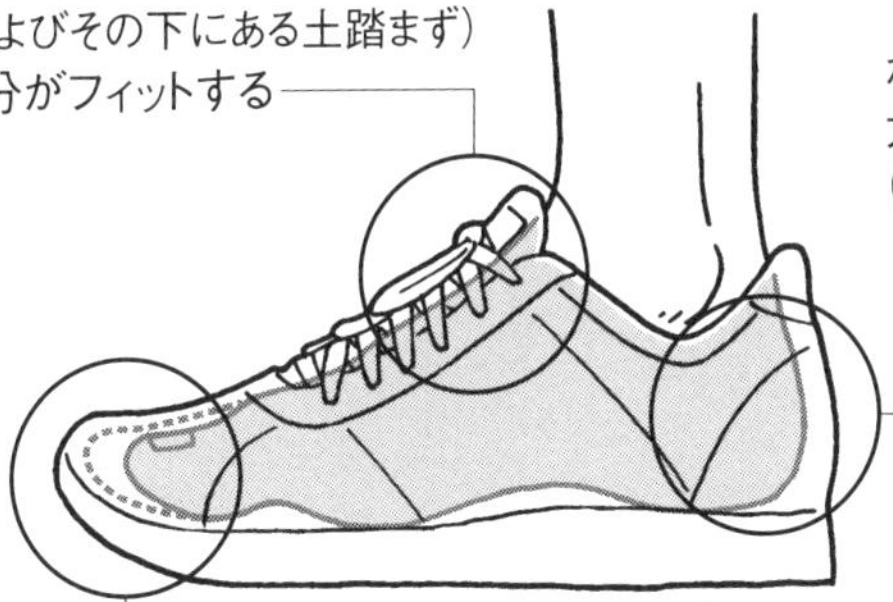
甲（およびその下にある土踏まず）
の部分がフィットする
かかとが
大きすぎない
（小さすぎない）
つま先にゆとりがある

【足によい、適正な靴の条件】

足によい、その人にとって適正な靴には、次に挙げる3つの条件があります。

・つま先にゆとりがある

つま先にゆとりがない靴は、歩くときに指が動かせません。指が自由に使えないと、歩き方がおかしくなります。あおりがうまくできなくなり、着地のときにMP関節の部分に体重がかかります。

指が使えることは、適正な靴の条件です。

・かかとが大きすぎ（小さすぎ）ない

かかともまた、大きさが合い、固定されなければなりません。小さすぎると、履き口のふちの部分が当たり、歩くときに痛みが生じます。かかとが大きすぎる靴は、歩くときに足が脱げかかりますし、前方にすべり、つま先が靴の先端に当たります。窮屈《きゅうくつ》なことはもちろん、指がうまく使えません。

かかとがきつすぎず、かつ大きすぎない、ピッタリ、きちっとホールドする靴が適正な靴です。

・甲（土踏まず）の部分がフィット

靴の中で足を固定（ホールド）させる部分が、甲（およびその下の土踏まず）とかかとになります。

甲（土踏まず）の部分がきちんと固定されないと、歩くときに足が前方にずれ、指が靴の先端に当たってしまいます。指の先端は窮屈で、圧迫されて痛い場合もあるでしょう。前進するときのあおりも、さまたげられます。

きつすぎない程度に、きちっと甲の部分がホールドされるのが、適正な靴です。

以上の3つの条件のうちで、どれがもっとも重要かという順番はつけられず、どれも重要ですが、あえてつけるなら、**「かかと」**です。なぜなら、かかとがきちんとホールドされることによって、靴の中で足が泳がないからです。

かかとがピッタリと合った靴こそ、足に合った靴で、快適な履き心地をもたらします。

日本人の多くは、その快適さを知らないのではないでしょうか。一度その快適さを覚えると、靴のサイズ選びがぐんと上達するのは間違いありません。

サイズが合っているかは「姿勢」でわかる

ところで、今まで太めの靴を履いていた人にとって、私がすすめる「窮靴」のサイズが合っているのかどうか、自分ではわからないという人もいるでしょう。

靴が合っているかどうかを判断するためには、ひとつにはその人の感覚が大事です。甲やかかとがピッタリ合った靴を一度履けば、その感覚を体が覚えますから、自然と体に

足に合った靴かどうかチェックする方法

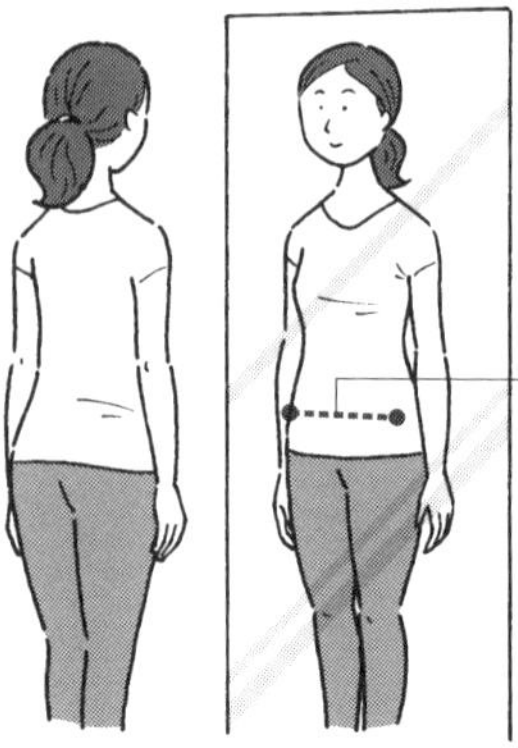
まっすぐ立ってみたとき、骨盤の高さが左右でそろっていれば足に合った靴である
左右どちらか上がっていないか、鏡でチェックしてみる

よい靴を選べるようになります。

もうひとつは、その靴を履いて立ったときの姿勢でチェックできます。

2章で、足に合う靴を履くと、全身のバランスが整い、姿勢がよくなり、歩き方が変わってくると述べました（52・53ページの写真参照）。

感覚がよい人なら、足に合う靴に履き替えただけで背筋が自然に伸びることに気づくでしょう。

感覚には自信がないという人は、靴を履いて立ったとき、骨盤の高さをチェックしてみてください。鏡でみたとき、左右の高さが同じなら、靴が合っていて、体のバランスがとれているということです。

あるいは、肩甲骨《けんこうこつ》の位置でもわかります。

靴を履いて立って、肩甲骨のいちばん内側のポイントが左右同じ高さかどうか？　ここの高さが違っているということは、骨盤の高さも違っているということです。

ただし、背中の側は自分では確認できないので、誰かにみてもらうとよいでしょう。スマホやカメラなどで撮ってもらい、それをみて確認する方法もあります。

じつは、足にいいパンプスやヒール靴もある

ここまでひも靴についての要点を話してきましたが、一方、パンプスやヒール靴を履くことは絶対にだめなのでしょうか。

じつは、かならずしも、そういうわけではありません。ヒール靴でも、かかとと甲の部分がピッタリとフィットしていれば、歩くときに足が前にすべることはありません。だから、先端が狭い靴でも、指が締めつけられることもないのです。

足にいいパンプスのポイント

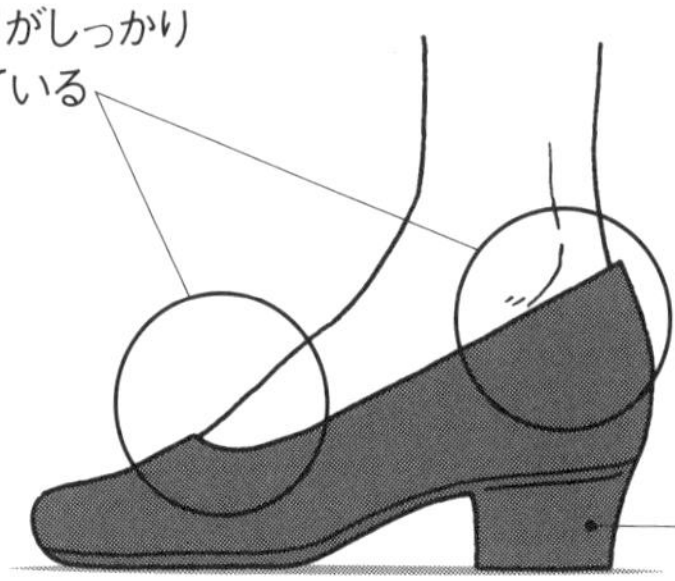
かかとと甲がしっかり
フィットしている
ヒールの高さは
5センチ以内

けれど、少しでも、かかとや甲の部分が太いと、歩くときにかかとが脱げてしまい、足が前にすべり、指が靴の先端に当たって痛めつけられることになります。

足にピッタリ合えばヒール靴でかまいませんが、ヒールの高さは5センチ以内のものが望ましいといえます。というのは、5センチを超えると、立ったときに重心が前にいき、前屈《かが》みになってしまうからです。

ハイヒールを履くと、かかとが持ち上げられるので姿勢がよくなるといいますが、実際はかならずしもそうではありません。

ファッションショーのモデルさんのように、ハイヒールを履いて歩く訓練を積んでいる女性なら、前屈みにならず、姿勢よく歩くことができます。しかし、一般の女性の場合、なかなかそのようにうまくはいかないでしょう。背中を曲げて歩いては、なんのためにハイヒールを履いているのかわからなくなるのではないでしょうか。

付け加えると、パンプスのヒールは太いものがのぞましいといえます。なぜなら、ヒールが細いと、歩くときに足が横に動いたとき、靴も横に傾きやすいからです。

靴はTPOに応じて使い分けるとよい

靴は、ファッションの重要なアイテムのひとつです。女性の場合はとくにそうで、靴が好きな人は靴に合わせて洋服を決めるでしょう。また、洋服に合う靴がないと、外出の前にあれこれ洋服を替えてみたりします。

いろいろなタイプ、デザインの靴を履きたいのは、当然の女心には違いないでしょうが、基本的にハイヒールやパンプス、ミュールは、ふだん長時間履くのに向くタイプの靴ではありません。

それでは、どうすればよいかというと、生活の場面に応じて靴の種類を替えることが求められます。

たとえば、デスクワークが主体で、オフィスで過ごす時間が長い人の場合は、スニーカーやタウンシューズで出勤して、オフィス内ではミュールやハイヒールなどに履き替えるなど、靴を使い分けるのです。

社内でのスニーカー着用が認められている会社であれば、取引先や顧客と会いに外出する場合に、パンプスに履き替えるということもできるでしょう。

このように工夫することで、足のさまざまなトラブルを防ぐことができます。

TPOで靴を替えることは、面倒かもしれません。靴を替えると、洋服とマッチするかどうかという問題も出てくるでしょう。

男性の場合も、スーツにスニーカーは似合わないという意見もありますが、スーツもどんどんカジュアル化していますし、そういうスーツに合わせたコーディネートを提案しているお店や雑誌なども増えてきましたので参考にしてみるといいかもしれません。

長く歩くときは、足に合った靴が必須!

TPOに応じて靴を履き替えることは、よく考えてみれば多くの人がふつうにしているのではないでしょうか。普通、通勤には革のビジネスシューズやパンプスを履きますが、ウォーキングや散歩用にはスニーカーを履きます。

足とひざにとって大事なことは、**長く歩くときの靴こそ、足にピッタリ合う靴を履く**ということです。

仕事で1日活動する人が、1日に1万歩を歩くとしましょう。こういう場合、ビジネスで履く靴が足に合っていないと、足や脚、ひざにとって不都合なことに違いありません。

公共交通機関と徒歩の通勤で、出社と帰宅で1日に8000歩程度歩く人の場合も通勤靴が合わないと、足や脚、ひざにとって悪影響を与えます。

こういう人の場合、通勤靴、仕事靴こそ歩くのに適し、しかもサイズが足に合った靴を履くようにしなればなりません。一方、マイカー通勤や、公共交通機関利用・徒歩通勤でも、歩く時間が短いなら、ひもなしのヒール靴、ミュールなど、たとえ靴が足に合っていなくても足や脚、ひざにそこまで悪い影響を及ぼさないでしょう。

加えて、仕事がデスクワーク中心で、あまり動かないなら、少々足に合わない靴でも、被害はあまり発生しないでしょう。そういう人の場合、できれば、プライベートの活動時は、足に合うスニーカーを履くようにすればよいわけです。

ここで私が言いたいのは、**1日のうちで履いて歩く時間がいちばん長い場面の靴こそ、歩きにふさわしい、サイズが合った靴を履かないといけない**ということです。そのためには、ひも靴がよいことはいうまでもありません。

かかとが大きすぎる靴が多いわけ

日本の靴は一般にかかとが大きすぎる靴が多いのですが、理由は、**前側の大きさに合わ**

せて、かかとの大きさを決めているからです。

そのため、**足囲は合うけれど、かかとの部分が少し大きい、という困ったことが起こります。**これでは、歩く際に蹴り上げたときにかかとが脱げてしまい、また着地する際に足が前にすべり気味になります。

前側や甲の部分に比べ、かかとが小さめの足の人の場合、とくに困ることになります。これを防ぐには、履くときに、かかとを地面に着けて、足をトントンとして、ピッタリと合わせます。そうしてから、ひもをきっちり結ぶようにします。

JIS規格が参考にならないこともある

靴の大きさについては、JIS規格がありますが、実際は、この規格に準じて表示しているわけではありません。

表示はメーカーによってまちまちです。

たとえば、A社では、太さについては、表示している靴と表示していない靴があります。表示していない靴は2Eで、3Eの場合には「3E」と表示してあります。

またB社では、太さについて、スーパーワイドフィット、ワイドフィット、スリムフィットなどと表示している製品もあります。

また、太さについては、どの製品も明記されていませんが、「とくに幅広と表示するほどではないが、少し幅広」と説明しているメーカーもあります。

どのメーカーも、自社のホームページやオンラインの販売サイトを開設しています。それをみてみると、自社製品のサイズについて詳しく説明しているサイトはほとんどありません。サイズについては、JIS規格のサイズ表を掲載していても、自社製品に関しての情報はまったく載せていないサイトもあります。

そのわけは製品がJIS規格どおりにつくられているとは限らないからでしょう。

足長が24センチと表示されている靴の内部は、捨て寸が1センチと考えると25センチで、捨て寸が1・5センチなら25・5センチということになるでしょうが、じつは実際はかならずしもそうはなっていないのです。

標榜《ひょうぼう》しているサイズ（ＪＩＳ規格）と、実際のサイズが違うことはふつうにみられます。

ＪＩＳ規格と違っていても、自社の製品の中で統一しているのならまだよいかもしれませんが、それすらも統一していない場合もあります。

当たり前ですが、ＪＩＳ規格を知るよりも、実際に自分の足に合うサイズがあるかどうかが重要なわけです。

細いサイズの既製靴が少ないのはどうしてか

日本の既製《きせい》靴は男女とも、足囲や足幅が大きいサイズが多いのですが、どうしてでしょうか。

その理由は、太めの靴を望む人が多いからです。

メーカーは、大量生産・大量販売を基本にしています。少品種・大量生産でなければ生産も販売も効率が悪く、企業として採算《さいさん》がとれません。

しかし、少品種では、販売に広がりがありません。常に新しいデザインの新商品を開発しないと、ライバル企業との競争に負けてしまうでしょう。

そこで、新商品はつくるけれど、サイズ展開はなるべく少なく、という方針をとります。

だからといって、足長は限定するわけにいきませんが、太さは限定できると考えているのでしょう。太さのサイズ展開が少ない理由は以上のように考えられます。

既製靴には「太さのバリエーション」がほとんどない

足にピッタリの靴を選ぶことが難しいのは、太さを何種類も取りそろえている製品が少ないからです。

たとえば、R社のメンズは、革靴、スニーカーともに、2Eの製品が中心で、とくに太さについての表示がない場合は2Eです。同じ型番の靴で、2Eと3Eのふたつの太さをそろえているものはありません。3Eと表記しているウォーキング用の靴のシリーズは、3Eのみで、2Eはありませんし、4Eもありません。

スポーツシューズの大手メーカーのひとつ、N社の製品の太さは、生産国によって違います。DからE、2Eまである場合もあれば、BからC、Dの3段階のものもあります。

また、ウォーキングやアウトドア用の靴で著名な外国ブランドで、日本国内でショップ展開をしているE社の外国製の靴は、どの型番の靴にも太さは明示されていません。ウェブサイトで調べてみたところ、どの型番の製品も「少し広め」と書かれていました。太さは、全製品が1サイズなのです。

つまり、靴本体はもとより、製品に付けている紙のタグにも太さを表記しているブランドは少ないのです。

洋服も、メンズのシャツは首のサイズはセンチで表示するものもあれば、S・M・Lの表示のものもあります。このS・M・Lは、首のサイズはそれぞれセンチ数が決まっているかと思うかもしれませんが、メーカーによってSが36センチの場合も38センチの場合もあります。

靴の世界もアパレルの世界と変わらないと思えば、それまでかもしれませんが……。結局、メーカーサイドは、大量生産しないと効率が悪いのですが、ユーザーの嗜好《しこう》が多様化しており、品種は増やさなければなりません。なので、できるだけサイズは少なくしたいというのが本音です。

靴の太さも、ひとつの型番の製品にC、D、E、2E、3E、4Eまで取りそろえると、とても採算がとれません。だから、太さを限定しているのです。

けれど、日本人の標準的なサイズとして、Eから2E、3E、4Eまでは取りそろえてほしいものです。

サイズ不足ということでは、メンズの足長は24センチから上で、それより下、23・5センチ以下のものはありません。男性で、23・5センチ、23センチが適正サイズの人も中にはいるのですが、これも同じ理由によるものでしょう。

レディースものも、24・5センチまでで、それ以上大きいサイズはありません。女性の平均身長が伸びていて、足も長くなっているはずで、25センチ、26センチの女性もいますが、適応サイズがほとんどないのが現状です。

インターネットで、メーカーのウェブサイトを検索して、サイズのことを調べてみると、メーカーの姿勢がおぼろげながらみえてきます。

前述したように、どこの会社のサイトもJIS規格のサイズは出していますが、自社の製品の太さについての情報はあまり載せていません。調べても、なかなかわからないことのほうが多いのです。積極的に情報を出さないのは、太さなどサイズが十分にそろっていないことを隠そうとしていると、うがった見方をされても仕方がないでしょう。

太さの表示が、実際とは異なることも…

靴メーカーは、日本の消費者が太めの靴を好む傾向があるということは熟知しています。開発担当者の中には、太さのバリエーションをもっと増やしたいと思っている人もいるのでしょう。しかし、生産性の面から、そのことには目をつむっています。

そこで、どういうことが起きているかというと、表示の太さと実際のサイズが違う商品がつくられているということです。

たとえば、メンズで、3Eと表示しているのに、実際のサイズはそれよりも小さい2Eという製品もあります。あるいは、3EなのにEと表記している製品もあります。

消費者の多くは、自分は3Eとか、私は2Eと、決めてかかっています。靴を購入する際、3Eを履いてみて、「うん。これなら合うなあ」と納得して買ったものの、じつはその靴のほんとうの太さは2Eだったということがあり得るのです。

この経験から、この人は自分の足は3E（が合う）と思うでしょう。そう思い込んで、次に購入する際に、太さ3Eを目安に靴探しをしてもなかなか足に合う靴に出合えないはずです。

製品の太さ表示は鵜呑《うの》みにできません。履いてフィット具合を確かめて選ぶことが、靴選びの「い・ろ・は」の「い」なのです。

靴は何段階かの「太さ」を試し履きしよう

靴を選ぶ際は、靴に表示してあるサイズを鵜呑みにしてはいけません。とくに、太さは注意が必要です。適正な太さの靴を入手するためにおすすめしたいのが、太さを何段階か横断的に試してみる方法です。

たとえば、採寸《さいすん》した寸法に相当する太さがEとしたら、DとEと2Eの3サイズを試し履きしてみます。

4章でも述べましたが（103ページ参照）、足が柔らかい場合、少々小さめの太さでも足に入ります。

これまで2Eがベストフィットサイズだと思って2Eを履いてきたが、試しにEを履いてみたら入った。さらにもう一段階下のDも履いてみたら、きつめだけれどなんとか入った。

こういうことが実際にあります。

それでは、どのサイズを選べばよいのでしょうか。

まず、135ページの**【足によい、適正な靴の条件】**を参考にしながら、それぞれの靴を履いて立ってみてください。立つと体重がかかるので、足は横に膨《ふく》らみ、足囲は大きくなります。このときの、甲やかかとの部分のフィット感はどうでしょうか。

次に、実際に歩いてみてください。

歩く際、足が宙に浮いているときや、つま先だけが地面に着いているときは、足は小さくなります。

足が靴の中で泳いだり前方へずれたり、かかとが脱げ気味になったりしないでしょうか。

シューフィッターの助言を信じすぎないこと

靴の専門店やデパートの靴売り場にはたいてい、シューフィッターを置いています。

シューフィッターとは、足のサイズを測定する専門家で、その人にもっとも合った靴を選んでくれる靴のプロです。

シューフィッターがいるショップでは普通、フットプリント（足の裏の型を計測するための道具）を使って足の型をとり、サイズを測定してくれます。

しかし、シューフィッターの多くは、静止した状態（荷重位）の足を測り、それに合ったサイズの靴を選びます。足が宙に浮いたとき（非荷重位）のサイズを測ることはほとんどありません。

これは、歩いたときに足がどうなっているかを考えていない証拠です。

つまり、そうしたシューフィッターは静止したときの足にピッタリ合う靴は選べるかもしれませんが、歩いたときにバランスを保てる靴を選べないということです。もちろん、この選び方では十分ではないことに気づいている人もいますが、少数です。

シューフィッターの多くは、歩くときのバランスが大事だとの認識をあまり持っていないように思います。靴を履いて歩いてみるようにすすめるシューフィッターもいますが、それは本人に履き心地を確認してもらうためだけです。歩いているときの足の動きや脚の動き、体のバランスなどみる視点や知識を備えているわけではありません。

歩くときにピッタリ合っている靴、体をバランスよく保てる靴を選ぶ技術は、かならずしも持ち合わせていないのです。

また、ショップによっては、シューフィッターが足のサイズを測定し、その数値に基づいてベストサイズの靴を提示してくれるところがあります。

たしかにいちばん合う靴かもしれませんが、そこには「このショップにある製品のうちでは」という但《ただ》し書きが省略されています。

ショップはビジネスです。顧客に向かって、「あなたの足に合う靴はありません」と言ったら、お客さんはどうするでしょう。そのお店では買わないで、他のショップに行くはずです。それでは売り上げにならないので、先のようなトークで販売に結びつけようと努力するわけです。

この営業トークを信用しきってしまうと、足に合わない靴を購入する羽目になってしまうおそれもあります。

標準のEサイズよりも細い靴は、どこで買える？

市販の靴は、太さのバリエーションがとても少ないのが実情です。靴の専門店、高級靴店でもなかなか、E以下のサイズを取りそろえているところはありません。売られているのはだいたい2Eか3Eです。

Eサイズはショップによって、あるところとないところがあります。Eよりも細いDやCとなると、販売していないわけではありませんが、探すのはたいへんです。まして、BやAとなると、ほとんどみかけません。

細い足の人たち、とくに女性で足が細い人は靴探しに苦労をしています。Eでは大きすぎ、DやCが適正サイズの人も増えています。

それでは、DやC、さらにBやAが適正サイズの人のような細い足に合う靴を購入する方法はないのでしょうか。

細い靴をつくっているメーカーは、わずかですが、ありますす。そのひとつとして、都内に「パラマウント・ワーカーズ・コープ」があります。ここでは、女性のパンプスやカジュアルシューズ、ブーツ、サンダル、男性のビジネスシューズやタウンシューズなど革製の靴を製造しているし、オーダーシューズもつくっています。

同社の製品を販売する「ポディア」というショップが都内や神奈川、大阪などに数店舗あります。川崎市の武蔵小杉店では、私が毎月第3土曜日に足と靴の相談に応じています。パラマウント・ワーカーズ・コープの製品はオンライン・ショップで購入することもできます。

また、インターネットには女性用の細い靴専門の通販ショップのサイトがあります。

そのサイトでは、次のような手順で自分の足の合った靴を選びます。

①足のサイズを測る

足のサイズの測り方が記載されていて、その方法でサイズを測る。

②測った足のサイズをもとに、合いそうな靴のサイズ（木型サイズ）を選ぶ

足長は、21・3〜21・7センチ（サイズ34 1／2）から4ミリ刻みで、25・3〜25・7センチ（サイズ38 1／2）まで9段階があります。

③選んだ木型が、足に合うかどうかを確認する

木型は、足囲、かかと幅、足幅それぞれの数値に応じて、もっとも適したものを選びます。AAA、A、Bを基本に、それぞれ木型は2、3、4、5、6、7まであります。以上の木型から、もっとも自分に合う木型を選びます。

商品ラインナップは、プレーンパンプス、ストラップ付きパンプス、フラットブーツ、7センチヒールブーツ、3センチヒールブーツ、7センチヒールパンプス、5センチヒールパンプス、3センチヒールパンプス、レースアップ（ひも靴）、レインシューズ、サンダルなどがあります。

サイズ選択がうまくいけば、とても便利なウェブショップです。付け加えると、東京では試し履きができる実店舗もあるようです。

このほか、輸入物を扱っているショップも、細い靴がそろっています。メンズには、輸

入靴専門のショップもあります。

インターネットにも、メンズ、レディースともに海外スニーカー通販サイトなどがあるので、検索し、調べてみるとよいでしょう。

日本向けではない外国製や輸出用の日本製は、細い靴がそろっています。靴の通販も、サイズ交換が可能のショップが多くなったことで、利用しやすくなっています。

巣ごもり生活が、ひざ痛を引き起こす?!

靴には、足の形態をホールドし、保ってくれる効用があります。もちろん、足に合った靴であることが条件であり、太い靴では逆効果になってしまいます。足の形態が崩れるのを促進《そくしん》する要因になってしまうことは、この本をここまで読んでくださった方はおわかりでしょう。

しかし、私たちは常に靴を履いているわけではありません。とくに日本人は、家の中では靴などの履き物は脱ぐのが生活スタイルです。

それでは、家庭にいるときはどうすればいいのかと思う人がいるでしょう。

現代ではスリッパを履く家庭が多いようですが、スリッパは靴の代わりにはなりません。足が広がるのは避けられません。その点では素足と変わらないのです。

ひざ痛がある人は高齢の方に多いのですが、リタイア世代は、現役世代のように1日（半日）靴を履いて過ごすわけではありません。ウォーキングやジョギングを日課にしている人などは、1～2時間は靴を履いて過ごすでしょうが、外出の時間は限られていて、自宅で過ごす時間が長いでしょう。

とくに、新型コロナウイルスが蔓延《まんえん》して以来、外出の自粛が求められ、感染に対する恐怖心も相まって高齢の人は外出を控《ひか》える傾向があります。

また、現役世代についても、仕事は在宅でのリモートワークに切り替える会社が増えてきました。在宅ワークでは、靴を履く時間がめっきり減ります。

その在宅時間に、足をホールドし、足や脚の動きのバランスを保ち、ひざの痛みや足の故障を予防・改善する方法として、フットサポーターがあります。

フットサポーターは、ひざ痛対策の強い味方！

フットサポーターは、その名のとおり、足をサポートするものです。フットサポーターと称する商品はこんにち、各メーカーからいろいろなタイプの製品が出回っています。

中足部《ちゅうそく》（甲・土踏まずの部分）やかかとをサポートするもの、外反母趾用に親指や中足部分をサポートするもの、さらには、ふくらはぎをサポートするものなどがあります。

いろいろな製品がありますが、**私がフットサポーターとしてすすめている製品は中足部をホールドするサポーター**です。

該当する製品は三進興産のソルボフットサポーターです。同社は、靴の衝撃吸収素材の専門の会社です。

同社の足の補正製品のひとつで、このソルボフットサポーターのほかにも、ソルボタテアーチサポーターやソルボヨコアーチサポーター、ソルボウェッジヒールサポーター、ソルボアーチウェッジヒールサポーターなどがあります。

これらの製品は「人工筋肉ソルボセインと医療の現場で使用されているテーピング理論を組み合わせ、足のトラブルを軽減する」と説明されています。Wベルトで締め具合も調整できます。ふつう、靴下を履いた上から装着します。

このシリーズ各製品のうち、ソルボフットサポーターは、中足部を締めて浮き指対策に役立ちます。

このフットサポーターを装着すると、中足部が固定されるので足が安定します。外反母趾や開張足の人は指が浮いていますが、中足部が締まるので、指が上を向き、床面にきちんと着きます。

フットサポーター

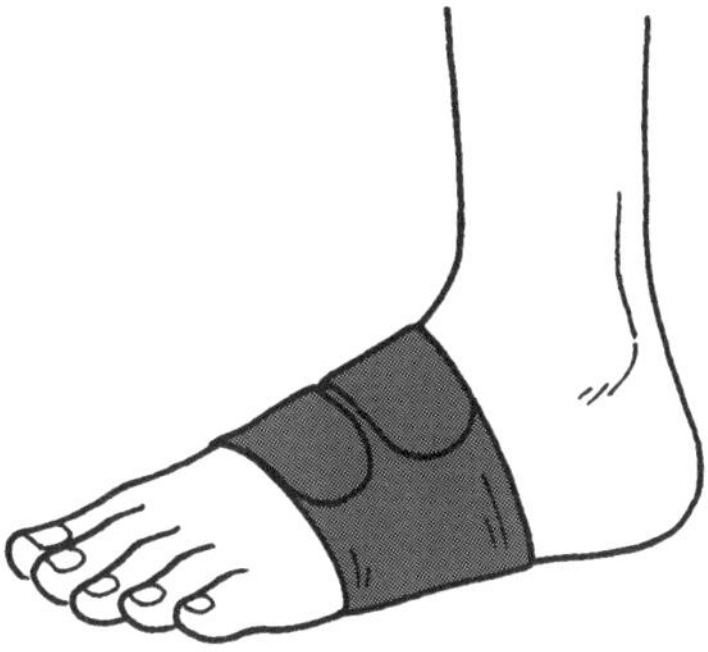

イラストのような中足部をホールドするタイプがおすすめ

家の中にいながらにして、足の故障やひざ痛対策ができます。

このフットサポーターはすぐれもので、これを装着するだけでひざの痛みが緩和・解消する人がいます。

ちなみに、価格は、両足セットで消費税別の4千円弱です。

フットサポーターを使う際に注意すべきこと

女性の中にはこのフットサポーターを、靴を履いたときにも装着する人がいます。どの方も、これを装着して靴を履くと足が安定し、履き心地がよいといいます。サポーターはすべりにくい素材でできているので、靴の中で足が前にすべることもありません。

ただし、靴を選ぶ際には、ひとつ、注意する必要があります。かならずサポーターを装着した状態で試し履きをしてください。なぜなら、サポーターを装着している分、太さが変化しているからです。

靴を履いて外出するときも在宅のときも、常にこのサポーターを足に装着している人もいます。

テレワークが進み、在宅ワークの人が増えてきたと思われますが、イスに座ってパソコン作業を2～3時間も続けると、心臓へ還る静脈の血流は低下します。気がついたら足（脚）がむくんでいた、ということがあるでしょう。

イスに座りっぱなしなら、いくらサポーターを装着していても、心臓へ還る静脈の血流は低下します。ですから、できるだけこまめに、イスから立ち上がり歩くようにしたいもの。在宅ワークの場合に限らず、家の中での生活時間が長い人の場合、家の中にいるときもできるだけ歩き、体を動かすようにしたいものです。

さらに補正が必要な人は「足底挿板」で調整

足や脚の変形が進み、歩くときのバランスがいちじるしく崩れている場合、足に合う靴に変えるだけではバランスが整わないことがあります。

そういう人に対しては、足底挿板療法《そくていそうばん》で対応できます。足底挿板とは、靴の中敷き、インソールのことです。

整形外科医として、外反母趾などの足の故障や変形性膝関節症の治療に靴からのアプローチに取り組むうち、靴の改善が必須であることを痛切に感じるようになっていました。

この問題を改善するために私は自分で足底挿板（インソール）をつくりはじめました。

最初は見よう見まねでした。ところが、次第にコツがつかめてきたのでしょう、私が患者さん一人ひとりに合わせて作成したインソールで外反母趾やひざの痛みがとれる人ととれない人の違いがはっきりしてきたのです。

その原因を探ると、違いは歩行姿勢にありました。私は、患者さんにはかならず歩いてもらい、歩行の姿をみて、靴が足に合っているかどうかや、インソールが適切かどうかをみることにしています。

歩いてもらって、姿勢が自然によいほうへ変化した人は、痛みが減ったりなくなったりします。一方、歩行にさほど変化がみられない人では、痛みがとれません。

このことに気づいてからは、足の裏のどの部分を高くしたり低くしたりするかで体の動きをどのように変化するかを研究するようになりました。

1994年には、医師や理学療法士などの足の専門家による足の障害予防・治療のための研究集団として、NPO法人オーソティックスソサエティーを設立。研究を続け、「足底挿板療法」を考案しました。

この療法は、「歩行中の悪い動きを抑えて、正しく歩けるようにバランスを整える」ことを目的にしています。

「靴のフィッティング」と「足底挿板（インソール）」のふたつからなっており、「トラブルの根本にある悪いとされるフォーム（歩行姿勢）を足もとからコントロールし、よいフォームに変化させる画期的な方法」です。簡単でかつ持続効果が高いテクニックとして国内外から注目されています。

NPO法人オーソティックスソサエティーには現在、医師、理学療法士、柔道整復師、靴メーカーや靴販売店のスタッフなど1331名の会員が属しています。

会員はそれぞれの所属先で足底挿板療法を実践し、多くの人たちに喜ばれています。

既製靴では、どうしても履き心地がしっくりしないとか、歩行時のバランスがととのわないという人には、この足底挿板療法という方法があります。

足底挿板療法に関する情報は、NPO法人オーソティックスソサエティーのウェブサイトで調べられます（相談できる場所の情報は、今後、公開していく予定です）。

スリッパを履いてはいけません！

日本は古来、家の中にイスやソファを置かず、室内では履き物は脱いで床（畳）で暮らす生活を続けてきました。

それが戦後、洋式風を取り入れるようになって室内が変わりましたが、いちばんの変化は床が畳から塩化ビニールやクッションフロアなどへ変わってきたことでしょう。

けれど、室内で靴など外履きを脱ぐことは従来のままですが、一般に専用のスリッパを履くことが習慣になってきました。

ところが、この**スリッパは、足によくない履き物**です。

なぜなら、スリッパは、履き口もかかともなく、足をつっかけるだけです。まともに歩くことができない代物《しろもの》です。

あおることもできず、かかと部分で固定されることもできません。つまり、まともな歩き方をしたら脱げてしまいます。

そのため、脱げないように、前足部を上げるような感じで歩きます。

日本の家は狭く、狭い中のわずかな距離を移動するのですから、こういう歩き方をしても耐えられるし、平気なのかもしれません。

しかし、外でこういう履き物を履き、こういう歩き方をしていたら、たちまち足やひざなどを痛めるでしょう。

スリッパは足によくないので、たとえ家の中のわずかな距離を移動するのであっても、履かないほうがよいと思います。

靴を買うのに、いちばんいい時間帯は？

昔から、「靴は夕方に買ったほうがいい」といわれてきました。理由として、「足は1日のうちで夕方にいちばん大きくなるから」というのです。

なるほど、靴を履いて1日活動すると、夕方に靴がきつくなることがあります。足がむくんで太くなるからですが、それはイスやソファにじっと座り続けるからです。

イスやソファに何時間も座り続けると、心臓に戻る静脈の流れが低下します。静脈は重力に逆らって上行《じょうこう》しますが、その働きを助けるのが筋肉です。足を動かすことによって、筋肉が収縮・拡張し、静脈の血流を促進させます。

だから、立位を続けても、歩くなど動き続けている限り、心臓に還る静脈血の血行は低下しません。だから、足もむくまないのです。

「足がいちばん大きくなったときのサイズに合わせて靴を選ぶとよい」と考えるのは、きつい靴によって足が痛むリスクを避けるための知恵に端《たん》を発《はっ》したのでしょう。

しかし、足は1日のうち夕方にいちばん大きくなるとは限りません。午前中であっても、3時間もイスに座り続け、デスクワークに熱中して足をまったく動かさないなら、足はむくんでくるでしょう。

加えて、靴を選ぶ際、いちばん足が大きいときに合わせたほうがよいかどうかの問題もあります。

私は、むくんでいない状態のときの足に合わせたほうがよいと考えています。なぜなら、足にピッタリ合っていることで、足が正常に機能して、血液循環も阻害《そがい》されないからです。

一方、靴を買うとき、いちばん大きくなったときの足に合わせると、それは大きめの靴を選んでしまうことになります。太い、大きめの靴は、足の動きやバランスを崩し、むくみを引き起こす原因になります。

このことから、靴を買うのに適しているのは足がむくんでいないときといえるでしょう。

では、1日のうちで足がむくんでいない時間はいつ頃かというと、朝起きて間もないときか、あるいは日中、歩くなど足を動かしている時間帯です。

朝起きたときは、一晩眠ったあとで、足のむくみがとれ、もとの大きさに戻っています。

ただし、前の日の夜遅くに飲んだり食べたりした場合は、足はもちろん全身がむくんでいるので、この限りではありません。

また、日中、歩くなど足を使っているときは、血液循環は促進されており、足はむくんでいないのです。

以上のことから、私は、**足がむくんでいない朝か、日中、歩くなどして足を動かしている時間帯に靴を購入することをおすすめします。**

ファスナー付きのひも靴は、足によくない

高齢の人がよく履いているタウンシューズやスニーカーにチャック付きのものがありま

す。ひも靴ですが、チャックが付いているので、着脱はひもをほどいたり結んだりせず、チャックを上げ下げしてすませます。

ひもを締め直すことによってフィット感を調整できますが、しかし、そうする人は少ないようです。

これでは、ひも靴とは名ばかり、ひもは飾りにすぎません。

60代なのに、「年寄りは、こういう（着脱が）ラクな靴がいいんだよ」という人がいます。なるほど、年をとるにつれ体の自由がきかなくなります。靴のひもを結ぶのも、若いときのように手早く、きちんとできないのかもしれません。

しかし、ラクを求めてばかりでは、体はますます不自由になっていくと思いませんか。

高齢になるほど、ひざに痛みをかかえている人が多くなります。ひざ痛は体の動きを制限するので、着脱がラクな靴を好むのでしょう。

ひもはほぼ飾りにすぎず、チャックで着脱する靴は、太くてゆったりしています。ひざ痛を引き起こしたり悪化させたりする要因になるので着用は避けましょう。

「良質で安い靴」はありません

ビジネスの場で履く靴はお金をかけるけれど、ふだん履く靴は安い製品を買うという男性がいます。その理由を聞くと、「ビジネスの場所では安い製品では恥ずかしいが、普段靴はすぐに履きつぶすので安いものでいい」などと答えます。

なるほど、ビジネスの場面で履く靴は、安価な革靴は見た目でわかります。スーツもある程度上等なものを着る必要がありますが、靴も同じです。

しかし、それと対比するかのように、普段履きの靴は安価なもので済ませようとする考え方は間違っているでしょう。足や脚の健康という観点からみると、毎日健康のために歩くときの靴も、良質の靴を履くべきです。

スーパーのワゴン山積みされている靴や、量販店の製品のうちでも安価なものは、一般につくりも使用されている材料もよくありません。こういう靴は、新しいものでも足によいとはいいかねるでしょう。しかも、早く型崩れします。

それでは女性の場合、どうでしょうか。普段靴だからといって、一般的には男性ほどには安価な製品を求めることはしないと思われますが、いかがでしょうか。

長時間履いて活動する靴こそ、品質がよいものでなければならないですし、足に合ったものでなければいけません。安価な靴にそれを求めるのは難しいことです。このことをしっかり認識しておきましょう。

普段靴は、ひとくくりにするとスニーカーですが、良い品質のものなら最低でも価格は1万円程度はするでしょう。かかとのすり減りは個人差があるとしても、適正な価格の良質な靴のほうが型崩れせず長持ちします。

子どもにも靴の正しい教育「足育」を！

実際の足のサイズに合っていない既製靴が多いことは、子どもの靴も同様です。

おかしなことに、子ども靴は男子用も女子用も同じ木型でつくられています。

大人の場合は、たとえば同じ24センチの靴でも、男性用と女性用では木型が違います。女性のほうが一般的に、足囲も足幅も小さいからです。

私がこれまで子どもの足を調査してきたデータをみると、女の子のほうが男の子に比べて足囲も足幅も小さめです。それなのに、男女同じ木型でつくられているのはおかしなことです。

しかも、日本の子ども靴は、市販品は2Eが主流で、ほかには多少3Eがあるだけです。しかも、太さの表示さえほとんどされていません。

実際は足の細い子もいれば太い子もいるわけで、子どもの足に応じたサイズを選べないといけません。

それに対して、ドイツでは、子ども靴のサイズのバリエーションはそろっていて、太さはS・M・Wの3種類があります。Sはシュマール（細め）で、Mはミッテル（中程度）、Wはワイト（広め・太め）です。

木型は「ドイツWMS子ども規格協会」が提供し、各メーカーはそれを用い、デザインを変えて製造します。だから、各メーカーとも、どの型番の靴も3段階の太さをそろえているわけです。

ドイツもそうですが、欧米は一般的に、大人はもちろん、子ども用も太さのバリエーションが豊富です。子どものときから足囲の寸法に合わせたサイズの靴を選んで履くことが習慣として定着しています。靴の文化ができあがっているのです。

それに対して日本は、靴の教育は遅れています。靴の教育、すなわち「足育《そくいく》」はないに等しいといえるのではないでしょうか。

「すぐ大きくなるから」といって大きめの靴を与えます。たんに1サイズ大きめというのではなく、ブカブカの靴を履かされている子どもが男の子にも女の子にもいます。

そして、子どもはというと、ひも靴はひもをゆるめに締めて、そのままで履いたり脱いだりします。今ではひも靴のひもをきちんと結べない子どもが増えていて、私が以前調査した結果では、小学5年生で靴のひもが結べる子どもは半数程度しかいませんでした。

太めの靴を、しかも、しっかりひもを結ぶことなく履いて、遊び回り、スポーツもするのですから、しなくてもよいケガをすることになってしまいます。「速く走りなさい」といっても、速く走れるわけがありません。

子どもに、最初にかかとや甲がピッタリ合った靴を履かせたあと、つぎに今まで履いていた太め、ブカブカの靴を履かせると、かならず「こっちはいや」といいます。

子どもは一度経験してしまえば、ピッタリ合う靴の快適さがすぐにわかるのです。

靴の中で足がごそごそ動くのは、やはり子どもでもいやなのです。だから、子どものうちに、かかとをしっかり固定した太さがピッタリ合った靴を履くことを覚えさせることが重要です。

その感覚を覚えれば、大人になってからも足に合わない靴を履き続けることはないし、それによって引き起こされる足のトラブルやひざの痛みに悩まされることもありません。

足は1日でできあがるものではありません。大人になったとき、丈夫で健康な足に育つかどうか。それは子ども時代の靴選びが決めるといえるのです。

第6章

歩き心地バツグン!
専門医が教える靴の正しい履き方

靴を完全にフィットさせるには「靴ひも」が必要

既製《きせい》靴は、多くの人の足に合うようにつくられています。しかし、足の形や大きさは一人ひとり違います。そのため、適正サイズの靴を選ぶことができても、「文句なしにフィット！」とは、なかなかなりません。

洋服だって同じですよね。「まるでオーダーしたかのように、ピッタリ合っている」などといいますが、フルオーダーの洋服と既製服がまったく同じということはあり得ません。

それでは、靴もオーダー靴ならよいかというと、洋服のオーダーよりも難しいでしょう。その理由は、計測や知識では足の動きの全貌《ぜんぼう》を把握《はあく》するのが難しいためと考えられます。

既製靴も、もっとも適正サイズの靴を選んでも、完全フィットとはいきにくいものです。そういうものだと思うしかないでしょう。

しかし、靴には、靴ひもという強い味方があります。このひもが、履き心地を調整してくれるのです。

靴のフィット感は、履き方・結び方で決まる！

靴を履くとき、ぞんざいに履いていないでしょうか。ただ靴の中に足を突っ込むという履き方です。

ひも靴なのに、ひもを外すことはせず、足を無理矢理に入れようとする人もいます。足を突っ込んだら、つま先をトントンと床に当て、かかとの部分に指を突っ込み、かかとをこじ入れる――そういう履き方をする人がいます。

これはよくない履き方の典型です。こんなことをしてはいけません。これでは足は靴にフィットしませんし、靴も傷ついてしまいます。

若いときは、靴をいい加減に履いて足や脚バランスが崩れていたとしても、筋肉の力でバランスを保つことができるでしょうが、やがて年をとるにつれて、ひずみが出てきます。

それがひざと足（脚）のトラブルへと発展してしまうのです。

また、補足すると、たとえ足にピッタリ合ったよい靴でも、上手に履かなければ意味がありません。足に合っている靴の場合も、履き方、ひもの締め方によってフィット感に大きな違いが生じます。

靴は、履き方、ひもの結び方で、フィット具合がまるで違ってきます。正しい履き方をして、ひもをしっかり結ぶと、歩くときの快適さが全然違います。

それでは靴の正しい履き方・結び方をお教えしていきましょう。

甲の部分まで「ひもをゆるめて」から足を入れる

靴を履くときは、あまり高くないイスに腰掛けるとよいでしょう。そして、履くときはまず、ひもを少しゆるめます。靴は、ひもを通す穴（鳩目《はとめ》）が3〜8つぐらい並んでいますが、ちょうど真ん中、甲のあたりに、ベロと本体をひもで留めています。

この留めのあたりまで、ひもを少しゆるめます。

この、まずひもをゆるめるということ、当たり前でしょうと思うかもしれませんが、じつは、あまりゆるめず、靴の中に足を無理矢理入れる人が多いのです。

かかとの部分だけを床に「トントン」する

そして、足を入れますが、できれば靴べらを使いましょう。革靴やパンプスなどの場合だけでなく、スポーツシューズの場合も靴べらを使用したいもの。すんなりと足入れができるし、かかとの部分が内側に折れ込み、傷むこともありません。指で代用する方法もありますが、靴べらを使う場合のようにはうまくはいきません。

足を入れたら、かかとの部分を床に着け、つま先は宙に浮かせます。これが非常に重要です。そのわけは、足をいちばん細い状態でひもを締めるためです。4章で説明しましたが（100ページ参照）、歩く際、蹴り上げ、宙に浮いたときの足は、床面に着いているときよりも細くなります。

一方、床面に足裏をべったり着けたとき、足はいちばん太くなります。いちばん太くなった状態に合わせて靴のひもを締め、結んだとしたら、蹴り出し、宙に浮いたときに足は小さくなるので、靴は微妙に太すぎることになります。そのため、かかとは靴から浮き気味になるし、足は前にずれやすくなります。ほんのわずかなことですが、フィット具合が悪くなります。

足を入れたら、かかとをトントントンと2～3回床に叩いてください。これは、かかとをしっかりとホールドし、指が前方にすべらないようにするためです。

このトントントン、非常に重要です。

ひもを結ぶときは、甲と結び目部分に注意する

そして、かかとを床に着け、靴の先を宙に浮かせたままで、ゆるめているひもを順番に

靴ひものゆるめ方、結び方のポイント

• ゆるめ方のポイント

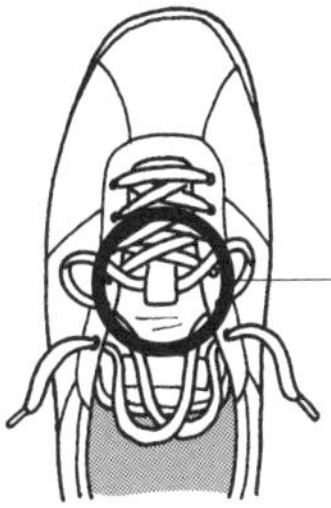
甲のあたりにあるベロと
本体をひもで留めている
部分までゆるめる

• 結び方のポイント

①かかとをトントンと
2〜3回床に叩く

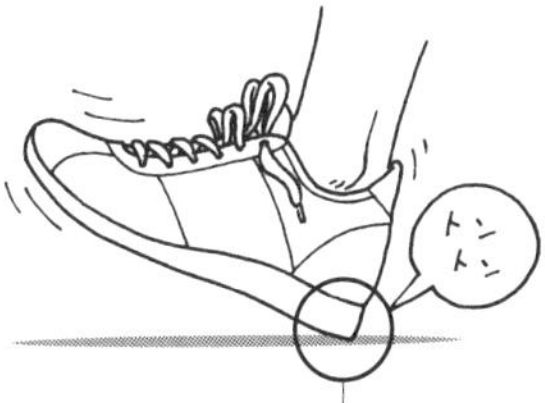

②締めるポイントは
甲と、ひもを結ぶ場所

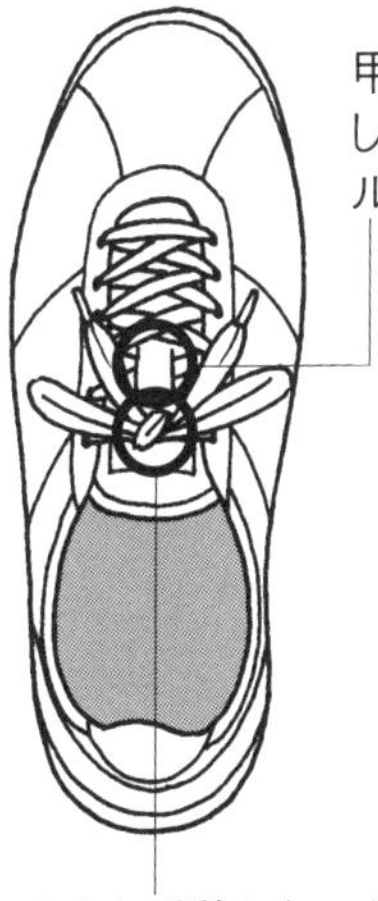

締めていきます。

締めるポイントは、甲（とその下の土踏まず）のあたりとひもを結ぶ部分です。

甲（土踏まず）の部分をしっかりホールドすることは非常に重要です。

いちばん上まで締めてきたら、ひもを結びますが、結ぶ前にもう一度、かかとを床にトントンと叩きましょう。

最後に、しっかりと結びます。

ひもを締めるとき、どの部分をゆるめに、あるいはどの部分をきつく締めるかは、非常に大事です。それは、もともとの足と靴のフィット具合によります。

たとえば、靴の甲のあたりがピッタリ合っていて、かかとがほんの少しゆるめの場合。

甲のあたりはそれほどきつく締める必要はありません。というより、きつすぎると、履いて歩いているとき、甲のいちばん高い部分が痛くなったりします。

こういう場合、甲の部分はゆるめにして、最後に結ぶときにかかとがしっかり固定するように、きつくひもを結びましょう。

一方、甲の部分がほんの少しゆるいけれど、かかとはピッタリという場合。甲の部分をとくに意識してきつく締めます。

そして、最後は、ゆるまない程度にきちんと結びましょう。最後をきつくすると、蹴り出しの際に甲の部分が痛くなることがあります。蹴り出しの際には土踏まずの部分が持ち上がって、甲の部分が高くなるからです。ですから、くり返しますが、最後はゆるまない程度にきちんと結ぶ、くらいにすべきです。

ゆるんできたひもは「締め直す」こと

ひもをきちんと結ぶだけで、靴のフィット具合は格段に変わるもので、それは試してみると実感できます。その感覚を覚えましょう。

足がフィット感を覚えると、少しでもひもがゆるんできたら気がつき、気になります。

靴は、履いて歩いたり体を動かしたりすると、ひもは自然にゆるんでくるものです。

ゆるんできたと思ったら、面倒がらずに、ひもを締め直しましょう。

いちばんよいのは、外出して数時間たったら、ひもを締め直すのを習慣にすることです。

1日靴を履いていると、時間がたつにつれて、足の太さは変わってきます。たいてい、むくんで大きくなりますが、むくんで大きくなった足に合わせてひもを結び直すのです。

何事もそうですが、習慣になると、面倒ではなくなるものです。最初のうちは面倒くさいと思うでしょうが、すぐに身に付きます。そうなると、少しでもゆるんでくると気になるようになります。

こうなったら、しめたものです。

足のバランスが崩れていると、ひもがほどけやすい

靴を履いて歩くと、片側の靴だけひもがほどけやすい場合があります。

なぜ、片方の足だけがほどけやすくなるのでしょうか。

それは、その側の足のバランスが崩れているからです。たとえば、両方の足が外側へ倒れる傾向があり、とくに左足がその傾向が顕著《けんちょ》な場合。右足に比べて左足の動きのバランスが崩れます。

そのため、ひもに余分な圧力がかかり、ひもがほどけてしまうのです。

これを防ぐには、足に合った靴を履くことが基本です。そして、きちんと履き、きちんとひもを結ぶことで、歩くときの足のバランスは整ってきます。そうすれば、ひもはほどけにくくなります。

ひもがほどけにくくなる結び方とは

靴ひものほどけやすい要因として、足の動きのバランスが崩れている以外にも、結び方のよし悪しがあります。

警視庁はウェブサイトで安全な暮らしについて情報を発信していますが、そのひとつに、

「靴ひものほどけにくい結び方」があります。最後に蝶結びしたあと、さらに片結びするのがキモで次のように結びます。

①蝶結びした左右の輪をつかみます

②つかんだ左右の輪で片結びをします

③このとき、ほどけないようにしっかりと結ぶのがポイントです

④輪で片結びをしているためほどくときは意外と簡単にほどけます

「蝶結びの左右の輪を持ち1回片結びをするだけで激しい運動をしても解けにくくなります。普段履く靴はもちろんですが、災害時の避難靴、子供の運動靴なども事前にこの結び方をしておけばいざという時に解けにくいので安心ですね」

と説明しています。

靴の結び方には、いろいろ、たくさんあります。

美しい結び方、かっこいい結び方がありますが、最後の結びにこの警視庁おすすめの方法をふだんから行なうとよいでしょう。

ひもがほどけにくくなる結び方

①蝶結びした左右の
輪をつかむ

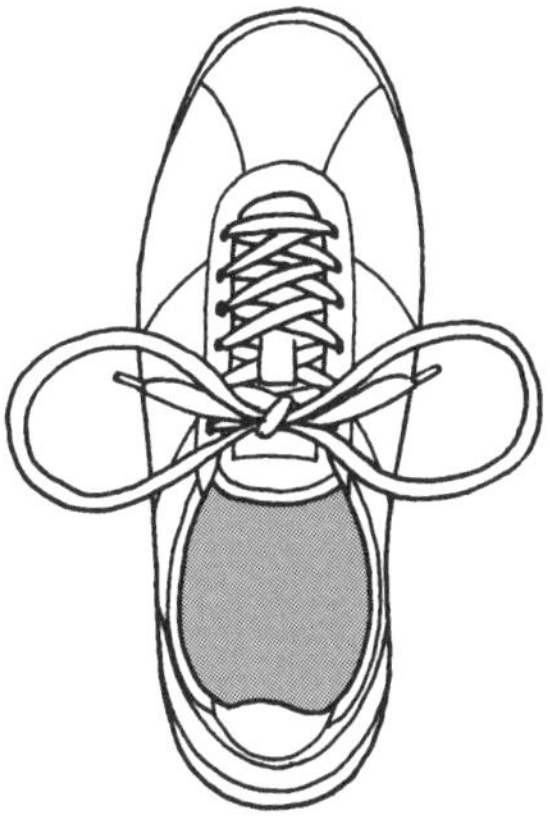

②つかんだ左右の輪で
片結びをする

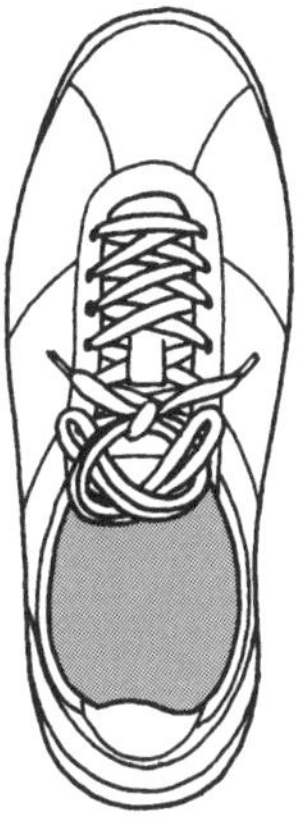

③ほどけないようにしっかり
結ぶのがポイント

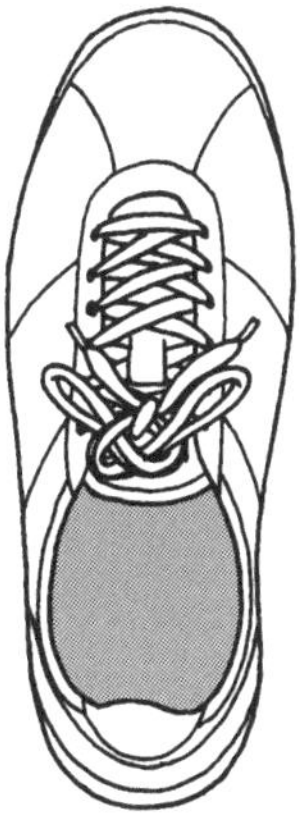

④輪で片結びしているので
ほどくのも簡単

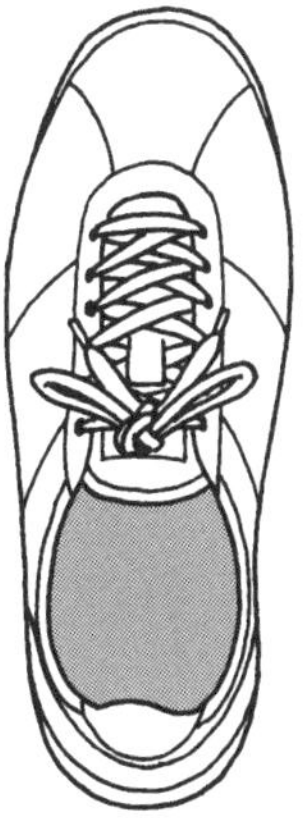

かかとのすり減りで、歩きの癖がわかる

靴は履き続けると、かかとや靴底が次第にすり減ってきます。

靴のすり減り方からも、バランスよく歩けているかどうかがチェックできます。無理のある歩き方をしていると、とくにかかとに顕著にその特徴があらわれます。

歩くときに足（脚）の使い方は、外側への傾きが大きい人と、内側への傾きが大きい人とがいます。どちらの動きが大きいかは、左右の足で異なる場合があります。その傾向（癖）によって、靴底の減り方や変形に特徴があらわれてきます。

歩くとき、外側への傾きが大きい場合、かかと部分は外側の減りが激しく、逆に、内側への傾きが大きい場合、かかと部分では内側の減りが大きくなります。

靴底が以上のような減り方をしていると、多くの場合、足は変形しており、外反母趾《がいはんぼし》などの足トラブルが起きています。ひざの痛みがある人も、靴底の片側の減りが顕著です。

かかとのすり減りで回内・回外をチェック

〈右足の例〉

・歩くとき、内側への傾きが大きいと、かかと部も内側が減る

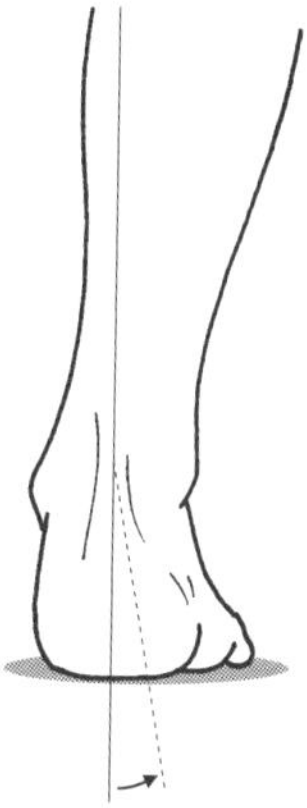

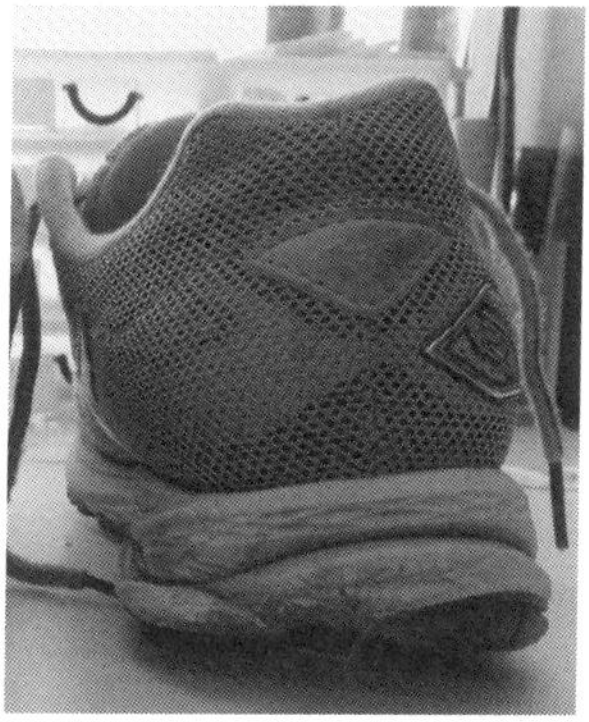

・歩くとき、外側への傾きが大きいと、かかと部も外側が減る

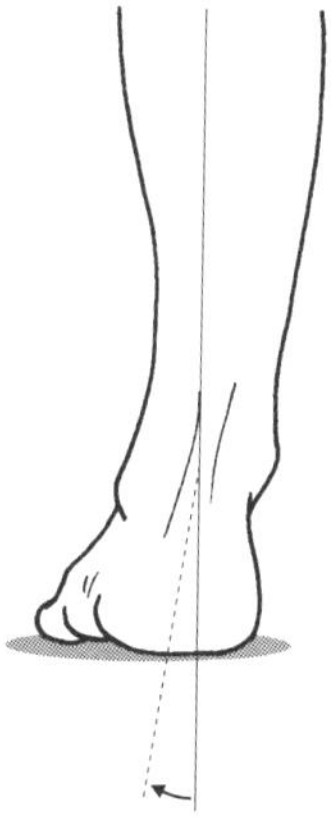

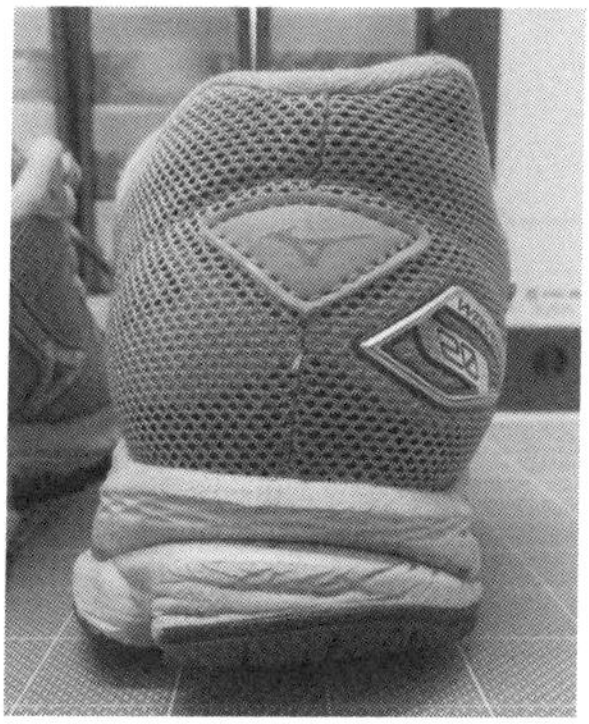

足に合う靴でも、かかとがかたよってすり減ってくると、足（脚）のバランスが崩れてきます。すると、足に合うよい靴ではなく、足に合わない、よくない靴になってしまうでしょう。かかとがこういう状態になったら、新しい靴に買い替えるようにしてください。かかとのソール部分が取り替えられる靴の場合は、取り替えるようにしましょう。

一般に、日常的にかかとや靴底の減り具合をチェックする人はあまりいないでしょうが、ときどきチェックする習慣を身に付けるようおすすめします。

かかとがかたよって減った靴を履いていても、今はひざの痛みや足のトラブルが起きていなくても、将来発生するおそれがあります。

また長時間履いて活動する場合の足にピッタリ合った靴は、1足だけを履き続けると、その靴だけが早くかかとがすり減って、すぐに傷んできてしまうため、3足はそろえておき、適度に取り替えて履くとよいでしょう。

◎参考文献

加藤一雄、山本宏:時間帯別足型測定結果に関する考察 靴の医学, 1992;6:142-144.

内田俊彦ほか:外反母趾の足サイズと靴サイズに関する検討 靴の医学, 2004;18:47-51

永山理恵ほか:開張足の判定に関する検討―フットプリントおよび足計測から― 靴の医学, 2006;20:64-68

内田俊彦ほか:成人女性の足型計測 靴の医学, 2006;20:56-59

内田俊彦ほか:歩行リハビリテーションにおける我々の足底挿板療法 靴の医学, 2010;24:66-71

小林文子、東佳徳、金森輝光ほか:靴の適合性が歩行に与える影響 靴の医学, 2010;24:45-50

金森輝光ほか:下肢障害に対する足底挿板療法―変形性膝関節症を対象として― 靴の医学, 2012;26:153-157

内田俊彦:浮き指. 関節外科, 2013;32(1):14-19

内田俊彦:外反母趾の保存療法―靴と足底挿板による保存療法 JMIOS.77,2015;31-37

笠原智子、金森輝光、東佳徳ほか:外反母趾の靴選びに関する検討 靴の医学, 2016;30;73-76

内田俊彦ほか:変形性膝関節症に対する足底挿板療法―大腿骨脛骨角は改善するか― 靴の医学, 2016;30:147-153

内田俊彦ほか:変形性膝関節症に対する足底挿板療法―第2報:靴、足部変形、足サイズに関する検討 靴の医学, 2017;31:21-2

内田俊彦、東佳徳、横田裕樹ほか:変形性膝関節症に対する足底挿板療法―第3報:FTAの経年変化に関する検討― 靴の医学, 2018;32 :77-81

中外製薬ウェブサイト「Smile-on 靴の正しい選び方 第2回～第4回」

※雑誌『靴の医学』は日本靴医学会のホームページ(https://kutsuigaku.com/)から一般の方でも閲覧することができます

E		2E(EE)		3E(EEE)		4E(EEEE)		F	
足囲	足幅	足囲	足幅	足囲	足幅	足囲	足幅	足囲	足幅
207	85	213	87	219	89	225	91	231	93
210	86	216	88	222	90	228	92	234	94
213	87	219	89	225	91	231	93	237	96
216	88	222	91	228	93	234	95	240	97
219	90	225	92	231	94	237	96	243	98
222	91	228	93	234	95	240	97	246	99
225	92	231	94	237	96	243	99	249	101
228	94	234	96	240	98	246	100	252	102
231	95	237	97	243	99	249	101	255	103
234	96	240	98	246	100	252	102	258	104
237	97	243	99	249	101	255	104	261	106
240	99	246	101	252	103	258	105	264	107
243	100	249	102	255	104	261	106	267	108
246	101	252	103	258	105	264	107	270	109
249	102	255	104	261	107	267	109	273	111
252	104	258	106	264	108	270	110	276	112

◉成人女性用JIS規格サイズ表

足長		A		B		C		D	
cm	mm	足囲	足幅	足囲	足幅	足囲	足幅	足囲	足幅
19.5	195	183	76	189	78	195	81	201	83
20	200	186	78	192	80	198	82	204	84
20.5	205	189	79	195	81	201	83	207	85
21	210	192	80	198	82	204	84	210	86
21.5	215	195	81	201	83	207	86	213	88
22	220	198	83	204	85	210	87	216	89
22.5	225	201	84	207	86	213	88	219	90
23	230	204	85	210	87	216	89	222	91
23.5	235	207	86	213	89	219	91	225	93
24	240	210	88	216	90	222	92	228	94
24.5	245	213	89	219	91	225	93	231	95
25	250	216	90	222	92	228	94	234	96
25.5	255	219	91	225	94	231	96	237	98
26	260	222	93	228	95	234	97	240	99
26.5	265	225	94	231	96	237	98	243	100
27	270	228	95	234	97	240	99	246	102

※表の見方
書かれている数字は、各基準の最大値を示している。
たとえば、足長23センチ、足囲220ミリ、足幅90ミリの場合、
足囲は「D」、足幅は「D」となる

E		2E（EE）		3E（EEE）		4E（EEEE）		F		G	
足囲	足幅	足囲	足幅	足囲	足幅	足囲	足幅	足囲	足幅	足囲	足幅
213	87	219	89	225	91	231	93	237	96	243	98
216	89	222	91	228	93	234	95	240	97	246	99
219	90	225	92	231	94	237	96	243	98	249	100
222	91	228	93	234	95	240	97	246	99	252	101
225	92	231	94	237	96	243	98	249	100	255	102
228	94	234	96	240	98	246	100	252	102	258	104
231	95	237	97	243	99	249	101	255	103	261	105
234	96	240	98	246	100	252	102	258	104	264	106
237	97	243	99	249	101	255	103	261	105	267	107
240	98	246	100	252	103	258	105	264	107	270	109
243	100	249	102	255	104	261	106	267	108	273	110
246	101	252	103	258	105	264	107	270	109	276	111
249	102	255	104	261	106	267	108	273	110	279	112
252	103	258	105	264	107	270	109	276	111	282	114
255	105	261	107	267	109	273	111	279	113	285	115
258	106	264	108	270	110	276	112	282	114	288	116
261	107	267	109	273	111	279	113	285	115	291	117
264	108	270	110	276	112	282	114	288	116	294	118
267	110	273	112	279	114	285	116	291	118	297	120
270	111	276	113	282	115	288	117	294	119	300	121
273	112	279	114	285	116	291	118	297	120	303	122

◉成人男性用JIS規格サイズ表

足長		A		B		C		D	
cm	mm	足囲	足幅	足囲	足幅	足囲	足幅	足囲	足幅
20	200	189	79	195	81	201	83	207	85
20.5	205	192	81	198	83	204	85	210	87
21	210	195	82	201	84	207	86	213	88
21.5	215	198	83	204	85	210	87	216	89
22	220	201	84	207	86	213	88	219	90
22.5	225	204	85	210	87	216	89	222	92
23	230	207	87	213	89	219	91	225	93
23.5	235	210	88	216	90	222	92	228	94
24	240	213	89	219	91	225	93	231	95
24.5	245	216	90	222	92	228	94	234	96
25	250	219	92	225	94	231	96	237	98
25.5	255	222	93	228	95	234	97	240	99
26	260	225	94	231	96	237	98	243	100
26.5	265	228	95	234	97	240	99	246	101
27	270	231	96	237	99	243	101	249	103
27.5	275	234	98	240	100	246	102	252	104
28	280	237	99	243	101	249	103	255	105
28.5	285	240	100	246	102	252	104	258	106
29	290	243	101	249	103	255	105	261	107
29.5	295	246	103	252	105	258	107	264	109
30	300	249	104	255	106	261	108	267	110

内田俊彦 うちだ・としひこ

1951年生まれ。昭和大学医学部卒業。整形外科医（専門領域・足の外科）。戸塚共立リハビリテーション病院顧問。NPO法人オーソティックスソサエティー前理事長。昭和大学藤が丘病院整形外科兼任講師、日本靴医学会理事。NHK・Eテレ『チョイス@病気になったとき』の「気になる足のトラブル」等に出演。昭和大学藤が丘リハビリテーション病院開設と同時にリハビリテーション部と協同し、足部障害全般に対して、足底挿板を自作しての治療を開始する。以後30年間、3万人以上の臨床研究によって、数多くの足・ひざの痛みを改善させてきた。現在も、足底挿板療法を研究・実践し、靴と歩き方、変形性膝関節症などの障害との関係を究明している。

ひざ痛 変形性《へんけいせい》膝《ひざ》関節症《かんせつしょう》 靴を変えればもう痛くない！

二〇二一年一〇月二〇日 初版印刷
二〇二一年一〇月三〇日 初版発行

著　者――内田俊彦

企画・編集――株式会社夢の設計社
東京都新宿区山吹町二六一 郵便番号一六二―〇八〇一
電話（〇三）三二六七―七八五一（編集）

発行者――小野寺優

発行所――株式会社河出書房新社
東京都渋谷区千駄ヶ谷二―三二―二 郵便番号一五一―〇〇五一
電話（〇三）三四〇四―一二〇一（営業）
https://www.kawade.co.jp/

DTP――アルファヴィル

印刷・製本――中央精版印刷株式会社

Printed in Japan ISBN978-4-309-28923-6